陳佳宏 醫師　…　社會工作師 / 諮商心理師　合

戰勝神經內分泌腫瘤

全方位的
積極治療、緩和醫療及心理照護

咳嗽　氣喘　心悸　腹瀉　熱潮紅　皮膚炎

你以為的小問題，卻是大症狀！
早期診斷與治療，遠避腫瘤誤區！

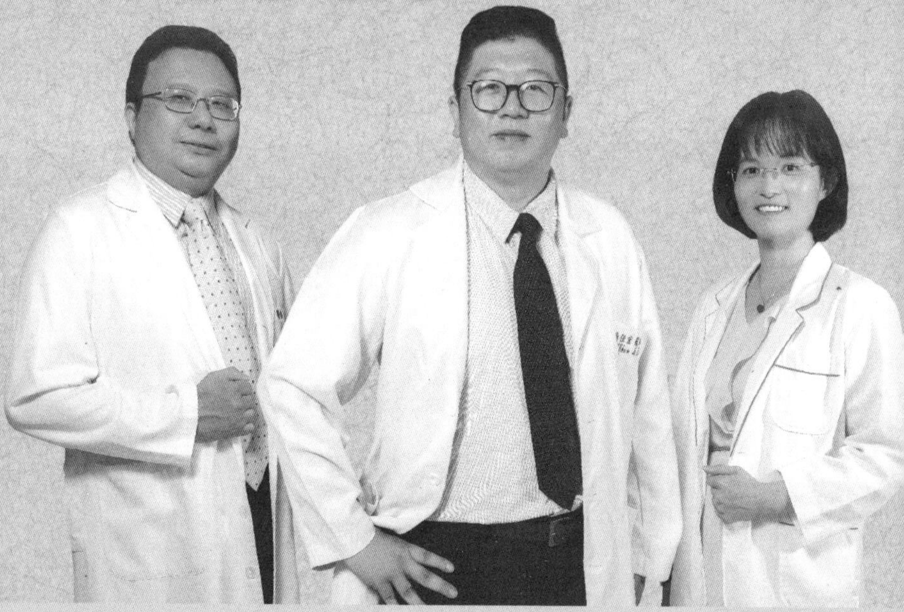

台灣首本專論
全方位認識神經內分泌腫瘤

Contents

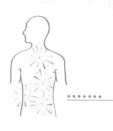

Part 02
難以警覺的病：神經內分泌腫瘤的診斷與預防

Part 03
戰勝神經內分泌腫瘤：各分期臨床治療全攻略

Contents

Part 04

全人照護模式：緩和醫療、居家與社區照顧的超前部署

Part 05

從奔走確診到積極面對：神經內分泌腫瘤的疾病適應

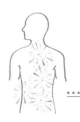

Part 06

創傷後的重新成長：癌症晚期的情緒適應與CALM心理支持模式

推薦序一

從診斷到治療，全方位的癌症護理專書

對一般民眾來說，神經內分泌腫瘤是非常陌生且容易被忽略的癌症；對專業的腫瘤科醫師來說，這也是在教科書中少見的癌症之一，所以腫瘤科醫師在行醫生涯中，也難得遇見此類癌症的病人。

醫療診斷進步，提升神經內分泌腫瘤的預防與治療

由於現今醫療診斷的科技與時俱進，分子診斷與影像診斷的進步下，神經內分泌腫瘤發生率也跟著逐年攀升，在身體各個部位，如肺部、腸胃道及皮膚等，均有可能發生神經內分泌腫瘤，有些病患在早期就意外發現，有些則是在末期時才被診斷出來，正因為診斷率提升，神經內分泌腫瘤的治療亦有明顯的進展。

陳佳宏醫師投入相當多精力於神經內分泌腫瘤的診斷與治療，這幾年相繼有因為此癌症逝世的藝人、企業家，使得神經內分泌腫瘤開始受到大眾的關注，但網路上的資訊卻很少。

因此，陳醫師寫下《戰勝神經內分泌腫瘤：全方位的積極治療、緩和醫療及心理照護》，從專業診斷、治療方式，到一般民眾的衛教知識，由淺入深，藉由醫師的多年臨床經驗，也有真實案例的診斷及治療過程，加深讀者對神經內分泌腫瘤的警覺與認識，也對專業的腫瘤科醫師有著繼續教育之意義。

相信爾後的醫病關係，在此類少見癌症的溝通上必有很大的助益，也期許帶給民眾健康醫療知識的全面提升。

台灣癌症安寧緩和醫學會　理事長

何景良

推薦序二

由淺入深，匯聚多年臨床精華的治療守則

神經內分泌腫瘤是內分泌系統及神經系統病變造成的腫瘤，由於這種腫瘤會分泌荷爾蒙，除了腫瘤本身的威脅，還會出現內分泌過量的症狀；只要是有神經內分泌系統的器官，都有可能發生。

依生長速度，區分適合療法

國內每十萬人中約有兩到三人罹患神經內分泌腫瘤，每年新增病例不到一千五百例，其中約七成患者沒有出現症狀。

沒有症狀的病人，通常是在例行健康檢查才意外發現腫瘤，例如做胃鏡或大腸鏡檢查時，看到類似瘜肉或更特殊的物體，直接切除並切片檢查，竟然發現是神經內分泌腫瘤；或者腫瘤太大，引起不適，進一步檢查才被發現。

神經內分泌腫瘤的治療，則依據腫瘤生長速度建議合適的療法，包括手術、放射性治療或藥物治療；藥物治療又分化療、體抑素治療及標靶治療。手術是唯

一有機會治癒固體癌的方式，除了採取傳統手術，也能根據腫瘤位置及大小，選擇腹腔鏡或內視鏡切除。

此外，腸胃道的神經內分泌腫瘤一旦轉移，有近百分之九十的患者會轉移到肝臟，可經由動脈栓塞或電燒療法局部控制。如果腫瘤已經轉移至腦、骨頭，或者腫瘤細胞分化很差，則可以考慮放射性治療。

根據腫瘤細胞的分化情況，神經內分泌瘤可以分成第一級到第三級，五年存活率依序是百分之九十五、百分之八十、百分之六十；並且強調，即使腫瘤已轉移至肝臟，還是有藥物可以控制，第二級的患者仍有許多人存活超過五年，甚至是十年都有。

多年臨床經驗，從生理到心理的全面照顧

陳佳宏醫師目前任職三軍總醫院血液腫瘤科及安寧病房主任，專業投入神經內分泌腫瘤的病患治療多年。他累積多年的治療與照顧心得，出版了這本《戰勝神經內分泌腫瘤：全方位的積極治療、緩和醫療及心理照護》，讓病患及一般民眾更瞭解神經內分泌腫瘤，也能免於對此病的害怕與惶恐。

本書的前三章以漸進式讓讀者逐步認識神經內分泌腫瘤，以及對本疾病的檢查與治療的原則。後三章節則是闡述對此等病患的居家或社區照顧要領，尤其最後章節更著重於中晚期病患的心理，以及臨終照顧的範例分享。

台灣神經內分泌腫瘤學會自從二〇一八年成立以來，更多的民眾漸漸瞭解提早診斷出此病的重要性，然而也讓更多罹患神經內分泌腫瘤的家庭，產生照顧病患的壓力。

本書的出版對於這些病患及家人而言，將會是一本極佳的神經內分泌腫瘤參考範本，也可提供給台灣神經內分泌腫瘤學會的重要檔案資料。

台灣神經內分泌腫瘤學會　理事長

黃燦龍

作者序一

沒有警覺就無法察覺，治療NET全紀錄

每年的十一月十日是「神經內分泌腫瘤世界覺醒日」，國際醫學界想要呼籲民眾重視神經內分泌腫瘤的威脅性，提醒大眾應該加強神經內分泌腫瘤的認識，及早診斷、及早治療，別再輕忽一丁點的小症狀。

及早治療，存活期十年起跳

一般我們常見的癌症，都會有明顯的徵兆或是症狀，可以提前預防、警覺，然而，現在卻有一種癌症，宛如「千變女郎」，其發生部位不一，也沒有專一性症狀，因此經常被忽略，直到蘋果創辦人賈伯斯，以及資深演員馬如龍皆因此癌症離世，才逐漸被大家關注。

神經內分泌腫瘤因症狀不明顯，且平均確診時間需要五到七年，導致病人發現罹患此癌症時，大多已經是晚期了。

我開始研究、治療神經內分泌腫瘤的契機，是從我母親罹患了這個疾病開始，她也是神經內分泌腫瘤患者之一，因為發現得早，利用內視鏡手術切除之後，病況控制得當，目前回到了正常的生活中，只要定期回診追蹤即可。所以，我想在腫瘤遠端轉移之前，若能夠及早發現，及早處理，其實都能夠有十年以上的存活期，對生活也不會有太大影響。

匯集相關資訊，讓病友找到努力方向

《戰勝頭頸癌：專業醫師的全方位預防、治療與養護解方》一書出版之後，有些病患看完書籍，會來問我怎麼治療。

上一本書中有提到免疫細胞與免疫藥物治療的不同之處，我希望讀者能夠真正瞭解這兩者之間的差異，畢竟免疫細胞治療一個療程費用就要上百萬，且相關研究還在持續進行中，效果仍需要臨床試驗證實。

因此，我便想要將這些資訊透過出版成書，讓大眾更能知道要怎麼做治療的選擇，不會盲目花了大錢，卻一點效果都沒有。

再者，頭頸癌病人的化學藥物治療，相對比其他癌別少，所以希望可以讓他們藉由書籍獲取相關的知識與資源支持，讓更多頭頸癌的病患瞭解目前更新了哪些治療，以及努力的方向，或許能夠帶給家屬一些安慰。

加上關於頭頸癌的書籍相對少，有些關心病患的家屬們，他們不知道從何做起，或是如何為病人提供實質上的幫助，至少可以依據這一本簡單的書，讓他們對頭頸癌有初步的理解，這是我寫書的初心。

小症狀輕忽不得，提高警覺戰勝癌症

同樣地，這本《戰勝神經內分泌腫瘤：全方位的積極治療、緩和醫療及心理照護》的出版，是因為在現有的書籍中，針對神經內分泌腫瘤的介紹少之又少，只能在網路上搜尋東一篇，西一篇的文章，缺乏完整的資訊，使得許多人對神經內分泌腫瘤有些誤解，我希望可以利用這一本書籍，讓病友們與一般民眾更瞭解這個癌症。

其實，神經內分泌腫瘤並不是罕見的疾病，它是包含很多種疾病的總稱，盛行率滿高的，早期診斷並治療之後，只要沒有遠端轉移，幾乎都有十到二十年的存活期，一旦轉移，平均存活期就會降到三年以內，落差很大，所以我們要注意身體的任何小症狀，並且定期健康檢查，只要提早發現，就可以提早治癒。

想要提早診斷出神經內分泌腫瘤，就必須先對這個疾病有基礎瞭解，若是沒有基礎概念的話，在診斷時，很可能就會忽略了它的可能性，畢竟對於一般大眾而言，這是陌生的疾病，從來沒有想過咳嗽、低血糖、腹痛、心悸、氣喘、皮膚炎等常見的症狀，都有可能是神經系統或內分泌系統導致腫瘤的生長。

希望透過這本書，可以讓更多的讀者知道這一類的問題，提早預防，甚至能夠早期發現、早期治療，一起「戰勝神經內分泌腫瘤」！

三軍總醫院血液腫瘤科　主治醫師

陳佳宏

作者序二

癌症照護新觀念，罹癌初期導入緩和概念

這十幾年來，癌症一直是台灣十大死因的第一名，民眾可說「聞癌色變」！然而，戰勝癌症並非只有治療這一個環節，而是從罹癌初期的病情告知、如何進行醫病溝通到進入治療過程的心理照顧，全面性站在病患的角度，配合療程提供適當協助以提升病人的生活品質。

疾病告知與資訊不對等，易提高自殺率

二〇一一年，台灣心理腫瘤醫學學會承接國民健康署「癌症病情告知溝通技巧訓練計劃」，透過這個計劃，認識了佳宏醫師以及惠芳社工師，也開始成為全國講師，常常全台灣到處巡迴授課，透過課程讓醫師學習在癌症病情告知的溝通過程，就是提供病人和家屬心理照顧與支持的機會。

我們三人都認同對於癌症病人的照顧必須兼顧身體與心理的層面，並在自己的專業上投入相關的訓練及研究，累積臨床工作中的經驗。我們也經常會相互分

享經由照顧病人而產生的動人故事，也希望這樣的感動能夠透過這本書讓民眾瞭解到癌症並不是那麼可怕的一件事。

當病人一開始聽到罹患癌症時，往往是茫然又驚慌的狀態，如果又面臨醫師對病情講解得不夠清楚，或是資訊不對等導致病患對疾病治療的疑惑，會影響罹癌病人在得知病情的第一個月裡面，有很高的自殺率，這樣的議題讓我們更加重視癌症病人的心理照顧需求。

推廣緩和醫療的概念，減少疾病對生活的衝擊

從中國醫藥學院畢業，先經過內科三年的訓練，在第四年時，選擇血液腫瘤科，經過兩年的訓練後，考取專科醫師的執照。當時有個很單純的想法就是希望有一天，癌症治療能夠變得跟高血壓、糖尿病一樣，即便治不好，但是病人有很好的生活品質。

當年對癌症的形容：「第一年走著進來，第二年坐著進來，第三年抬著出去。」身為血液腫瘤科的醫師，就是希望能夠破除這個魔咒。近年來，醫療的進步，癌症治療有著很大的成效，癌症病人的存活率也大幅提升，我內心真的感到

欣喜，看著病人經由治療，重新找回健康的生活，有些病人在罹癌後反而活出生命的光采，這都是促使我更加投入病人照顧的動力。

西元二〇〇〇年，台灣通過了《安寧緩和醫療條例》，也是亞洲區域第一個相關法律，大家習慣簡稱「安寧」。它主要是針對：當病人的疾病屬於末期且病情進展到死亡已不可避免的階段，所制訂的法令。卻也因此使得大家在認知上，把接受「安寧」照護的時機，認為是要等到生命末期的時候，才需要談論它或接受這樣的照顧模式。

為什麼我們在癌症還在積極治療的時候，就要提到安寧呢？這樣會不會讓癌友們覺得有壓力？好像才開始要「衝」，就被潑冷水，這樣一來不就會沒有抗癌的鬥志嗎？其實國內許多腫瘤專家，不管是國衛院，或是國民健康署的王英偉署長，都認為我們不應該等到疾病末期才導入安寧。

以前容易把治療階段跟安寧緩和階段切分開來，現在的觀念則是希望在治療開始的時候，就引進「緩和」概念，讓病人在積極治療的過程中，同時結合安寧緩和照顧及相關的資源，減少因治療的副作用及罹癌的壓力，以及對生活品質的衝擊。

這也是我們在著手撰寫這本《戰勝神經內分泌腫瘤》時，除了介紹各種積極治療的方式，也藉此推廣緩和治療以及心理照顧的概念，建立民眾對癌症治療的全方位觀念。

北市聯醫仁愛院區安寧療護科　主任
呂敏吉

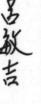

作者序三

從生理治療到心理的整體照護，提供讀者多面向掌握

二〇二〇年，全世界正在積極面對新冠肺炎（COVID-19），疫情嚴峻的時候，許多民眾忍著病痛不敢踏進醫院，特別是癌症病人面對著疫情的威脅，承受著雙重的壓力，常聽到癌症病人說：「來是死，不來也是死。」

別人是怕死，你們是為了活著

我常跟癌友們說：「別人不來是怕死，你們來是為了活著。」癌友對於生命有著比一般人更深層的感觸，他們要適應罹癌後的生活，還有對疾病的瞭解，以及如何適應疾病產生複雜情緒。

新聞報導資深演員馬如龍因肺癌過世，但家屬澄清其實他真正罹患的是——神經內分泌腫瘤，且併發敗血症。瞭解明確的病因，對家屬、對病人而言，是相當重要的一件事，病人與家屬會希望知道真正的情況，才容易銜接背後的情緒調適。

過去當人們提到「腫瘤」時，會說：「那是『拍咪啊』（壞東西）！」這是很模糊、籠統的概念，現在民眾就很明確地說：「這是癌症。」既然對於癌症的概念越來越趨於明確，我們應該也試著瞭解與區辨何謂神經內分泌腫瘤，而非只是概括：「它就是消化道癌症」或是「它就是長在肺部的癌症」，而沒辦法歸類或對所罹患的疾病有更多的瞭解。

醫者父母心，看見需要，傳達癌症資訊

神經內分泌腫瘤的特性非常曖昧，不容易被察覺，但早期發現的話，因疾病的進程屬於緩慢，歷程長，平均存活期可達十年、二十年，透過治療後，就可以回歸正常生活，保持定期追蹤來評估健康狀況。

陳佳宏醫師因為母親的緣故，特別關注神經內分泌腫瘤，發現這是較少被認識的癌症卻不少見，於是，希望透過自己的專業，讓更多有需要的病人及家屬認識神經內分泌腫瘤。

醫者父母心，無獨有偶，台灣心理腫瘤醫學學會莊永毓理事長在國際心理腫瘤學會（International Psycho-Oncology Society, IPOS）的國際年會中，聽到了

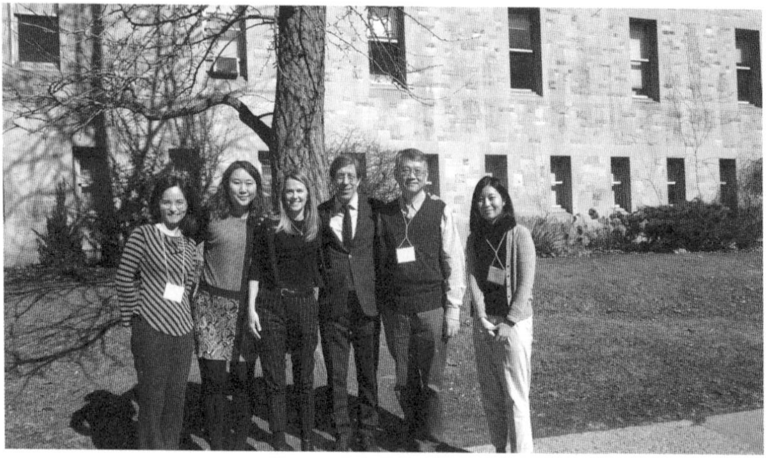

本照片從左到右分別為：本書作者蔡惠芳、林芝存執行長、CALM 師資 Sarah Hales、CALM 創作者國際心理腫瘤領域大師 Gary Rodin、莊永毓理事長、高舒心理師。

CALM的照顧模式，發現CALM涉及的各個面向，剛好可以補足目前國內在晚期癌症病人的照顧概念上的匱乏，因此便期盼能將CALM模式引進台灣，幫助因罹癌而情緒適應受困的病人及家屬。

二〇一九年春天，亞太心理腫瘤學交流基金會號召籌組了由林芝存執行長領軍的四人學習小組，一同前往加拿大多倫多大學參加CALM的工作坊，我有幸跟隨一同前往學習，體認到CALM模式若能在台灣推廣，對於台灣心理腫瘤的推展更有幫助。

早期緩和醫療的照顧，更能維持病人的生活品質

在治療神經內分泌腫瘤的期間，針對腫瘤轉移所併發的症狀，例如骨頭疼痛帶給病人的不適感，就需要用藥進行疼痛控制，這類緩和性治療其實相當重要。而轉移出去的腫瘤是不是就不能繼續醫治了呢？其實這個時期，癌症尚未走到末期，在接受安寧緩和治療之前，還可以繼續接受晚期癌症的「早期緩和醫療」（early palliative care）。

當病人在晚期階段時，病症若都已經受到控制，醫師會建議病患回歸社區，

或是接受早期緩和治療，這個階段也是相當重要的一部分。

呂敏吉醫師本身在臺北市立聯合醫院仁愛院區擔任安寧病房主任，長期投入社區緩和醫療的工作，因此對於緩和醫療、居家與社區照顧及安寧緩和醫療等全人照護模式，他都有很豐富的經驗分享。

除了病症控制與治療以及社會照顧的資源提供外，心理方面也不容忽視，許多罹患癌症的病人，面對如此人生重大打擊時，心中會經歷一次次的動盪，有些人可以自己找到調適的方法，積極地抗癌；有些人會呈現消極狀態，無法適應疾病造成的改變。

所以，這時候需要心理師介入，因為他們在治療過程中可以當作醫師與病人、家屬中間的溝通橋樑，也能適時進行疾病適應的評估，提供適當的心理照顧支持癌症病人及家屬。

在整個癌症治療中，應該是從身體、心理、社會到靈性的整體照護，屬於一種團隊合作的概念，除了醫師與心理師、社工師外，包括護理師、個管師、藥師、營養師甚至社區長照體系等。

本書把焦點放在神經內分泌腫瘤從診斷治療到早期緩和醫療，以及晚期階段的CALM心理支持模式，乃至於末期的安寧照護及居家照護，完整從疾病發展到整體身、心、社、靈的照護角度出發，希望提供讀者一個多面向的掌握。

社會工作師、諮商心理師

Part 01

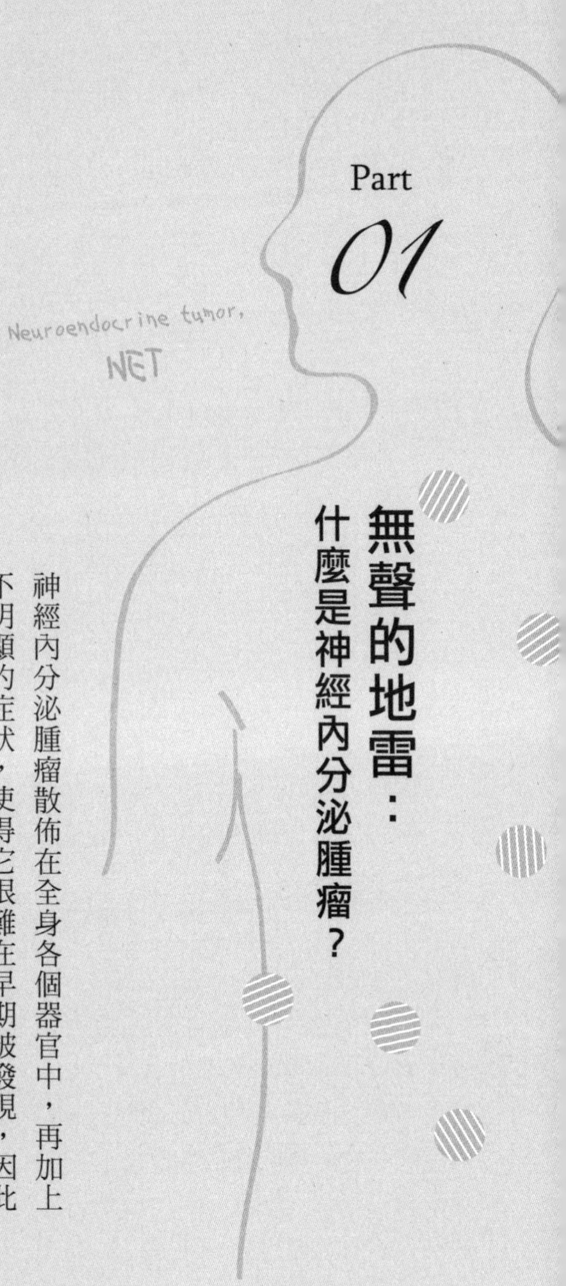

無聲的地雷：什麼是神經內分泌腫瘤？

神經內分泌腫瘤散佈在全身各個器官中，再加上不明顯的症狀，使得它很難在早期被發現，因此超過一半的患者在就醫時，腫瘤可能已經轉移。不過，隨著醫療科技的進步，確診率也大幅提升，病患不需要過度恐慌，只要按照醫師的指示，相信醫師會做出最合適的治療計劃。

01 賈伯斯死亡之謎？

揭開神經內分泌腫瘤神秘面紗

「醫生，神經內分泌腫瘤是不是罕見疾病啊？」

根據台灣在一九七五年到二〇〇四年之間的統計，以神經內分泌腫瘤中佔為大宗的腸胃道部分做比較，它的盛行率比胃癌、胰臟癌還高，甚至是胰臟癌的兩倍，蘋果創辦人賈伯斯，以及資深演員馬如龍，都是這類疾病的病人。

二〇二〇年是心痛的一年，肺炎疫情尚未緩解，新的噩耗打擊著影迷的心。曾在《少年Pi的奇幻漂流》（Life of Pi, 2012）中，演出成年Pi一角的伊凡・卡漢（Irrfan Khan）在兩年前罹患神經內分泌腫瘤（Neuroendocrine tumor, NET），日前因結腸感染而入院治療，仍然不治身亡。

除了伊凡・卡漢，已故蘋果電腦創辦人賈伯斯、女星奧黛麗赫本、男高音帕華洛帝、資深演員馬如龍等，也都是因為神經內分泌腫瘤而離世。

長期暈眩、腹痛，可能就是「賈伯斯病」

欣婷最近因為低血糖導致頭暈、經常出現腹痛、心悸等情形，本來以為只是小感冒，並不以為意，小心！這可能是有「賈伯斯病」之稱的「神經內分泌腫瘤」在作祟。

平常我們熟知的癌症，一聽名字就可以直覺知道是長在某個器官的惡性腫瘤，只有生長在器官的癌細胞發生轉移，才會跑到身體的其他地方，但神經內分泌腫瘤卻不一樣，它可以生長於身體各個角落。

什麼是神經內分泌腫瘤？簡單來說，就是一種會分泌荷爾蒙的惡性腫瘤。

我們的身體內部有許多神經內分泌細胞，具有分泌荷爾蒙的特性，一旦發生病變，導致荷爾蒙分泌過量，就會改變患者的身體機能，產生神經內分泌腫瘤相關症狀。

神經內分泌腫瘤是一種由內分泌系統及神經系統病變造成的腫瘤，只要有荷爾蒙作用的地方，都有可能被它影響，以神經系統周圍的腫瘤區分，有許旺細胞瘤（Schwannoma）、副神經節瘤（Paraganglioma）、神經母細胞瘤（Neuroblastoma）等，這些都屬於神經系統的腫瘤，全都囊括在神經內分泌腫瘤的範圍內，醫學診斷能力進步，這也是近年來神經內分泌腫瘤的盛行率會升高的原因之一。

根據一九九六年到二〇一六年期間的盛行率統計，平均每十萬人中，就有三．一六人罹患神經內分泌腫瘤；若以性別統計，每十萬名男性中有三．六一人，女性則是每十萬人中有二．七五人，整體上，罹患率男性高於女性，且五十歲以上的人發生比例較高。

像「斑馬」的神經內分泌腫瘤

「人老嘍！身體一堆小毛病。」阿姨笑笑地說。門診來了一位阿姨，因為反覆咳嗽不見好轉，被耳鼻喉科轉到我的門診，懷疑可能是神經內分泌腫瘤。

年紀一大，經常會有一些莫名其妙的小毛病，有些人會像那位阿姨一樣，以為是小感冒，所幸不去看醫生，自己去藥局買個普拿疼就好，這樣一來，可能已經失去及早診斷的機會，最後造成無法挽回的身體傷害，就像可能會罹患「神經內分泌腫瘤」，一種症狀不特別的癌症。

神經內分泌腫瘤的症狀大部分都很常見，因此容易被忽略，或當成其他疾病治療，反而錯失了早期治療的機會。

門診常見的神經內分泌腫瘤病患，大多是已經反覆就診很多科別，但症狀一直得不到改善。一般而言，在醫師下診斷之前，病人的就醫過程與症狀診治歷程會相當漫長，通常從開始懷疑，到最後確診為神經內分泌腫瘤，可能需要五年以上的時間，特別是前來就診多屬於四十到五十歲的女性病患，她們的焦慮感可能比症狀還要令人困擾，因此在陳述症狀時，也會包括疾病造成情緒上的影響，例如失眠等。

當病人出現一些症狀，也做了相關科別的診斷與治療，在藥物控制之後，症狀仍未痊癒，卻又找不出導致症狀反覆的原因，若病患長期處在這麼一個反覆狀態之下，可能就需要朝神經內分泌腫瘤的方向思考，讓病患再做更精確的檢測。不論是排除也好，確認也好，只要能夠早期發現，就有機會讓疾病得到更明確的診斷與治療。

我們聽過一段話：「聽到馬蹄聲，直覺會想到馬，大部分也的確是馬，但不要忘了，牠也有可能是斑馬。」排除問題通常靠醫師臨床上的經驗，但有時候看似不可能發生的事情，也可能是最終的結果，這段話很適合用來形容這個疾病的曖昧不明，斑馬不是保育類動物，也不罕見，就跟這個疾病一樣，它並不是罕見疾病，只是光聽馬蹄聲（常見症狀），不容易被辨認出來是斑馬（神經內分泌腫瘤），常被混淆，故而在一般醫學上也將神經內分泌腫瘤代稱為「斑馬」。

氣喘、潮紅、盜汗，神經內分泌腫瘤的警訊！

神經內分泌腫瘤的早期症狀通常比較沒有專一性，例如氣喘、皮膚炎、心悸、咳嗽、胃潰瘍、發熱，這些症狀都很難預測，也難以區分，很多常見的症狀都是來自於內分泌系統所分泌的內分泌激素造成的結果。舉例來說，有時候產生神經痛，是因為神經周圍的組織受到壓迫，進而造成疼痛；或是人體分泌腎上腺素造成血壓飆高；分泌胰島素，造成胰島素升高，讓血糖降低。

有些人是因為胃泌素瘤（Gastrinomas）產生胃泌素，造成胃酸過多，進而導致胃食道逆流、胃潰瘍等症狀；或是有些內分泌會讓我們腹瀉，通常只要發生腹瀉，第一個反應會先去看腸胃內科，吃了醫師開的藥改善症狀，但過沒多久又出現同樣的症狀；或是有些人氣喘、咳嗽，到醫院檢查之後，發現根本沒有氣喘，或許就是神經內分泌腫瘤的問題。

另外，有些女性會有潮紅、盜汗的現象，有點像「停經症候群」，即是內分泌「女性素」原先是正常分泌的狀態，突然間變少了，像是某些腫瘤抑制女性素的分泌，可能就會有類似潮紅的症狀出現。過敏、皮膚炎也是症狀之一，有些病人誤認為自己是先天皮膚不好，以為是季節性、環境塵蟎等因素造成的影響，將症狀輕描淡寫帶過，而抗組織胺可以減少過敏的臨床症狀，所以醫師都會開立抗組織胺的藥物。但同樣地，內分泌系統也會分泌組織胺，如果異常就可能產生氣喘、心悸。

以上都是內分泌異常的緣故，讓身體產生了一些臨床症狀，而非一般的過敏、皮膚炎導致，只是恰巧症狀類似，而錯失了對症診治的機會。

對於神經內分泌腫瘤來說，最難的部分在於「早期發現」，所以民眾應該平時就注意自己的健康，當身體出現臨床症狀時，例如常見的腹瀉，有時候會被歸因於腸躁症；或是氣喘與咳嗽，一般會認為是胸腔科的問題；而臉潮紅則會被懷疑是婦科的問題等。因為神經內分泌腫瘤也有可能造成以上種種症狀，如果求診相關科別沒有獲得確切的症狀改善，病人就要有所警覺。

解密

神經內分泌腫瘤

什麼是類癌症候群

本書反覆提到的症狀，像是腹瀉、潮紅、支氣管痙攣（即氣喘）、血壓偏低、右心的心臟疾病（例如水腫、喘等），其實這些症狀都是來自於內分泌產生過多造成的臨床症狀，在臨床上可以統稱為「類癌症候群」。

不具專一性，難以確診

如果是屬於神經內分泌腫瘤的話，它的症狀有可能比一般腫瘤症狀來得多變化，不過也可能不是所有內分泌都會產生，而是腫瘤所在位置的內分泌，或是它影響哪一種內分泌，才會引起某些臨床症狀，所以它的症狀可能有很多，但並不是每個人都會有症狀，而是視那個癌症涵蓋的內分泌是什麼東西。但也有可能一部分病人是功能性產生臨床症狀，而有些為非功能性，例如有些人是胰島素癌，可是他並沒有分泌過多胰島素，不會有低血糖的問題，就只是一顆瘤。

由於這些症狀都很難預測，具有非專一性的特點，難以區分，但要提醒大家，不管是醫護人員或是民眾，心裡要有這個判斷：「我是不是有可能罹患神經內分泌腫瘤？」如果心裡沒有想過這個疾病的話，就很容易忽略它。

這也是為什麼很多民眾就醫之後會問：「我有沒有可能是神經內分泌腫瘤？」我們常常會回答：「這個還不知道，但我幫你做個評估篩檢及檢查，排除這些問題。」因為症狀真的太多，且不具有專一性，症狀不容易分辨。

這個疾病特別的原因也在於此，神經內分泌腫瘤雖然不容易被發現，可是當病人在就診的過程中，對醫生來講，他必須要對病人的病程有相當程度瞭解，並且必須有相關的專業，透過病人的敘述抽絲剝繭，才能判斷出神經內分泌腫瘤的診療方向，因此醫生需要耗費相當程度的心力投入；對病人來說，這個疾病的歷程從就診到確診，可能耗費數年的時間，對他／她除了身體症狀的不適外，不確定性與漫長的求診過程，也是一種心力交瘁。

戰勝 NET 臨床案例

醫師的警覺心，讓病患搶占治病先機

我母親是神經內分泌腫瘤的病患，因為長期感到肛門口附近極為不適，也有腹瀉、臉潮紅等症狀，曾經懷疑是否為停經症候群，因此到婦科尋求醫師的協助。

經過檢查之後，都沒有發現任何異狀，但症狀反反覆覆地持續著。因為持續性腹瀉，已經嚴重影響她的生活品質，因此到醫院做了大腸鏡檢查，竟意外發現有一顆兩公分的瘜肉。

「這顆瘜肉偏硬，與一般瘜肉不一樣，有可能是神經內分泌腫瘤。」當時的腸胃科陳鵬仁醫師是神經內分泌腫瘤專家，擁有相當豐富的臨床經驗，於是高度懷疑可能是罹患了「神經內分泌腫瘤」。

當下做了內視鏡檢查，以及配合新式免開刀的內視鏡黏膜下剝離術，其主要方法是醫師以內視鏡引導，運用先進的內視鏡電刀切除黏膜上的癌細胞，如此一來，身上不會留下任何傷口，也不必剖腹切腸，就可以直接將病人的腫瘤從底部整個挖除。

如果當時陳鵬仁醫師沒有立即警覺到可能是神經內分泌腫瘤，而是當作一般瘜肉處理，可能只會把上半部的瘜肉切掉，並不會徹底根除；但神經內分泌腫瘤是向下扎根，若沒有將整個腫塊從底部挖除，很容易錯失早期發現與治療的先機。

術後數週後，症狀也逐漸改善，不再有臉潮紅、反覆腹瀉的情況，如今已經過了十年，目前仍穩定追蹤中。

不菸不酒卻罹癌，化療是首選治療方式

「醫生，我最近一直咳嗽，還特別容易發喘，但我沒有抽菸喝酒的習慣啊！」一個案是六十歲的眼鏡行老闆，來到診間時，提到自己沒有氣喘相關疾病。

一開始以為是肺部發生病變，因此前往胸腔科就診，照過胸部X光片，發現肺部有腫瘤，進一步檢查肝臟時，發現腫瘤有轉移的現象，從病理組織切片顯示是屬於G3的肺神經內分泌癌（NEC）。

三個月的化療，腫瘤獲得良好控制

通常神經內分泌癌患者對於標靶藥物、體抑素藥物的治療反應不好，一般首選的治療方式就是化療，以鉑金（Cisplatin）加癌妥滅(Etoposide,VP-16）作為治療組合，以三個禮拜打一次，共打四次藥物，三個月為一個治療期程後，會再做一次評估，檢視腫瘤消除的狀況。

最後這位個案透過化療，加上抑制血管增生的標靶藥物治療，病情獲得控制，除了肺部的腫瘤，遠端轉移肝臟的腫瘤也一併消除了。這位個案治療期程已經維持一年半左右，腫瘤也獲得很好的控制。

肺部與肝臟取樣，較其他部位簡易

治療過程中，若病人的白血球數值一直下降，醫師就要調整劑量，或是使用升白血球針，提升病人白血球的數量；如果是血小板、血紅素數值偏低，只要輸血即可，白血球無法透過血液傳輸改善，就只能依賴白血球針，大部分病人都可以獲得改善，只有少部分可能因為營養不夠，骨頭造血功能不佳，得透過攝取造血類的營養食物，才有可能改善。

一般肺部跟肝臟要做切片檢查，對放射科醫師而言是比較簡單的，因為腫瘤比較靠近肺部中心處，可以從支氣管伸進去取切片樣本，若腫瘤比較靠近周邊，就從外面扎進去，也可以取得切片；肝臟也是從外面扎進去，就可以順利取得切片，除非是比較深處的地方，如肝臟左側或很靠近大血管就可能會有點難度。

02 順著血液流竄全身，神經內分泌腫瘤常見部位

有賴於國健署推廣的癌症篩檢、健康檢查，讓神經內分泌腫瘤的診斷率因而提升，再加上大腸鏡的普及，更加容易發現位於大腸內的瘜肉。

當病人做完影像檢查，進一步做病理切片檢查，才發現不是良性瘜肉，也不是惡性大腸腺癌，而是一顆神經內分泌腫瘤。

國情及族群的不同，神經內分泌腫瘤的好發部位也有所不同。

根據美國統計，神經內分泌腫瘤最常見位置是肺部，再來是小腸、直腸、胰臟、胃部；根據健保資料庫回溯的資料顯示，台灣好發部位前五名分別為：直腸、肺部、胰臟、胃部、大腸。

神經內分泌腫瘤常見部位

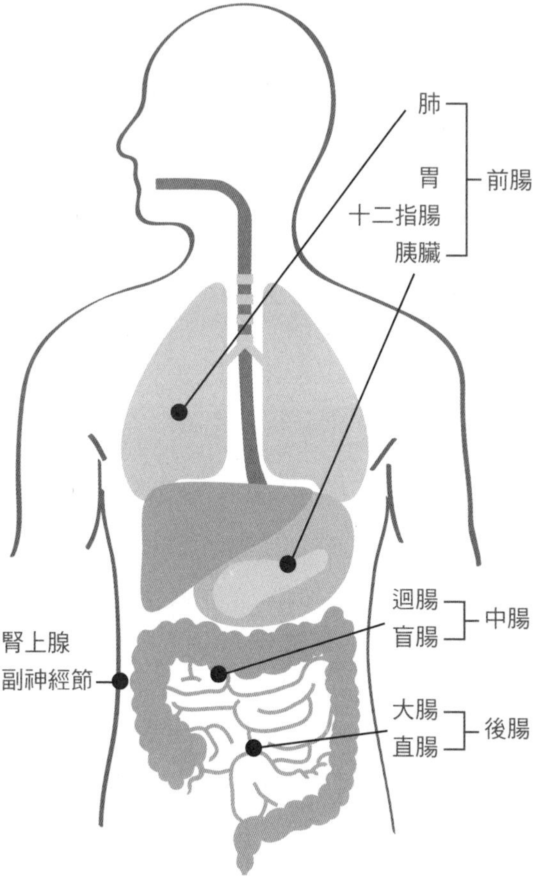

大腸鏡的普及，直腸部位盛行率排名第一

一名七十歲的陳爺爺在醫院進行健康檢查，發現糞便有一些潛血反應，醫師驚覺有異，趕緊讓陳爺爺做大腸鏡檢查，果然在大腸內發現一顆瘜肉，切下來進行病理報告，讓陳爺爺一週後再回來看報告。醫師拿起報告一看，發現竟是「神經內分泌腫瘤」。

直腸的盛行率高居第一，有賴於我國推廣大腸篩檢，包括檢測糞便有沒有潛血反應？有潛血反應的人就會進一步做大腸鏡檢查，才可以早期發現這些神經內分泌腫瘤。

有賴於國健署推廣的癌症篩檢、健康檢查，讓神經內分泌腫瘤的診斷率因而提升，再加上大腸鏡的普及，更加容易發現位於大腸內的瘜肉。當病人做完影像檢查，進一步做病理切片檢查，才發現不是瘜肉，也不是惡性大腸腺癌，而是一顆神經內分泌腫瘤。

肺，佔神經內分泌腫瘤第二位

排名第二的肺部神經內分泌腫瘤佔了兩成的比例，比重相當高。一般肺部腫

瘤、肺部癌症，主要代表的是肺腺癌、肺部鱗狀上皮癌、小細胞肺癌及肺大細胞神經內分泌癌這四種。比較常見的肺腺癌、肺部鱗狀上皮癌，以及肺大細胞神經內分泌癌，又被稱為「非小細胞肺癌」，而小細胞肺癌跟肺大細胞神經內分泌癌，也被歸類在神經內分泌腫瘤之中。

一般被檢查出肺部有癌變，要判斷是否為神經內分泌腫瘤，就要從病理組織獲取答案，由此可見，神經內分泌腫瘤真的是包山包海。

先前提及肺部也是神經內分泌腫瘤產生的常見位置，如果神經內分泌腫瘤長在肺部，分別以「肺典型類癌」、「肺非典型類癌」、「小細胞肺癌」，以及「肺大細胞神經內分泌癌」這四者為主，至於要如何區分，主要根據每十倍顯微鏡下的細胞數指標來判定。

G1是在每十倍顯微鏡下，細胞數小於兩個（mitotic count < 2），G2是在每十倍顯微鏡下，細胞數介於二至十個之內（mitotic count < 2 ~ 10），G3是在每十倍顯微鏡下，細胞數大於十個（mitotic count >10），與腸胃道神經內分泌腫瘤的分辨方式稍有不同，且也不用Ki-67這個指標來判斷等級。

肺的神經內分泌腫瘤

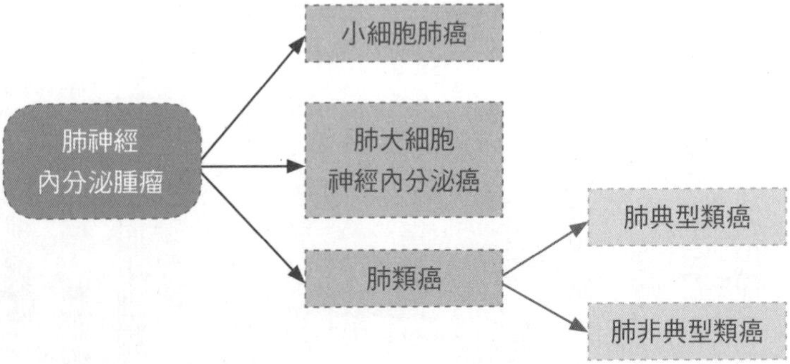

資料出處：
1.Hendifar AE, et al. Thorac Oncol. 2017;12(3):425-436
2.Travis WD J, et al. Thorac Oncol. 2015;10(9)1243-1260

肺癌比例分布圖

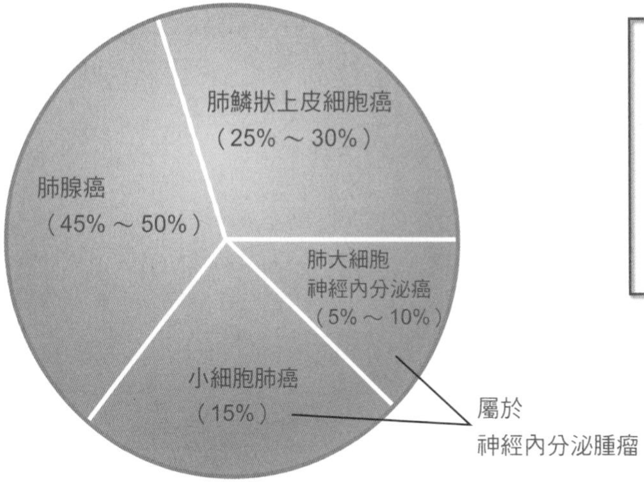

難以確診，轉移到肝臟才發現

胰臟也是經常產生神經內分泌腫瘤的部位，像是蘋果電腦創辦人賈伯斯的腫瘤就長在胰臟。

如何認定他罹患的是胰臟腺癌，還是胰臟神經內分泌腫瘤呢？這在臨床技術上也有一些考量，現今臨床上進行檢查，發現有一顆腫瘤長在胰臟上面，想要從外面穿刺抽取樣本會有技術上的困難。通常長在胰臟的腫瘤會透過轉移，而被檢查出來其實是神經內分泌腫瘤，若腫瘤只原發在胰臟位置，病理切片比較難以做到，因為胰臟位於後腹腔深處，周圍也圍繞著重要臟器，難以精準扎到正確位置。

一般來說，要百分之百確定是胰臟內

分泌腫瘤，就要透過病理切片，但是胰臟癌的診斷礙於切片有風險或有困難，通常都是藉由影像的方式，例如電腦斷層、核磁共振發現腫瘤的位置，並且胰臟癌腫瘤指數（CEA, CA-199）呈現異常高數值，醫師們就會拿著臨床檢查資料，幫病人向健保局申請胰臟癌的重大傷病證明，並沒有真正進行病理組織切片。因此，具有病理組織切片報告才能確診是神經內分泌腫瘤，在此之前都只能猜測。

很多人都是在其他臟器的病理組織切片，才發現自己有神經內分泌腫瘤，是因為癌細胞轉移出去了。例如，轉移到肝臟，透過肝臟做病理切片、病理組織染色，才發現並非是肝臟組織有問題，而是神經內分泌腫瘤。

這也是為什麼許多確診為胰臟腺癌的癌友，大部分都已經是晚期，因為難以發現，大多都是癌細胞已經轉移出去了，才比較容易做切片檢查。也因為胰臟腫瘤被診斷出來時，通常是三、四期，或是腫瘤已經壓迫到大血管，根本沒辦法開刀，無法把病灶整個清除，就算要做切片也很困難，就會以臨床上的診斷判定它是否為胰臟腺癌。

解密

神經內分泌腫瘤

神經內分泌腫瘤判讀差別

根據美國國家癌症資訊網（NCCN）所依循的基準，在神經內分泌腫瘤判讀中，WHO在二〇一七年新增G3階段，專指「胰臟」的神經內分泌腫瘤，但在目前的臨床意義並不明顯，因而還是會被當成分化好的細胞視之。除了胰臟之外，腸胃道（小腸、大腸、肝臟等），跟WHO在二〇一〇年的判讀相同，只區分為G1、G2，而G3就單指「分化不好」的細胞。

另外，肺部的腫瘤在病理組織上的Mitotic index，與胰臟、腸胃道的判讀有一點不同，這都是病理科上的判斷認知定義不同的關係。

其他的檢測分類，大致上都是一樣。對於讀者來講，其實無須理解到如此詳細，因此在病理組織切片報告出來之後，由相關治療醫生來做臨床上的判讀即可，病人不需要去瞭解這麼複雜的定義認知。

關於其他類別的NET，除了長在腸道、肺部和肝臟的神經內分泌腫瘤之外，還有長在其他器官的小細胞癌，常見有子宮頸、攝護腺、胰臟、膀胱和皮膚（默克細胞癌），也都被稱為「神經內分泌腫瘤」，與一般常見於該器官的癌症不太一樣，治療方式與藥物也不相同，需透過病理組織的切片檢查，才能夠確診。

戰勝NET臨床案例

食不下嚥，竟是罹患食道小細胞癌的阿虎

「醫生，我最近吃東西的時候，很難把食物吞下去。」六十八歲的阿虎苦惱地說。

阿虎有吞嚥困難的狀況，幫他做了食道胃鏡檢查，在食道附近發現一顆腫瘤，懷疑是食道癌，進行病理切片之後，發現是一顆小細胞癌長在食道位置，從細胞侵犯的程度來看，臨床分期屬於第三期。

手術有困難，以化療保持症狀穩定

如果是食道癌的話，在治療原則上先同步放射性治療跟化療，再來進行手術。由於阿虎罹患的是食道小細胞癌，治療方式是使用針對神經內分泌腫瘤的化療藥物，即鉑金加癌妥滅的組合治療，每三個禮拜打一次，總共做四到六次的療程，當病患做完療程之後，症狀若有明顯的改善，就可以會診胸腔外科醫師評估手術的可能性。

但他的腫瘤位置在食道上段，手術有其困難性，因此目前持續接受化療，所幸症狀保持穩定，持續追蹤複查中。阿虎在進行化療時，食道的副作用對他影響不大，還能維持正常的飲食，不用特別插鼻胃管或是其他胃造口。

化療用藥的癌妥滅副作用包含掉髮，對於癌症病患來說，化療會掉髮是一個很普遍的狀況，但癌妥滅掉髮不只是輕微影響，而是會全部掉光。通常我們都會跟病人說，只要停止化療，頭髮就會再長回來。另外，病人做化療的時候，我們都會先抽血，看白血球或嗜中性白血球總量是否足夠，才會進行下一個步驟。

腫瘤已侵犯到心臟，嚴重副作用影響心緒

「最近我只要輕微運動就會很喘，也很難吞東西、聲音沙啞。」這次的個案是一名五十歲的家庭主婦，去年八月從他院轉診到我的門診。問診時，發現這名個案除了上述症狀，還伴隨口乾、左肩也會感到疼痛。

肺部神經內分泌腫瘤，經四個月治療卻無效

一開始，她到區域型醫院接受胸部X光片檢查，發現左側縱膈腔（位於肺部氣管旁）長了一顆腫瘤，壓迫到氣管跟吞嚥的位置。後來，又轉到其他醫院接受切片檢查，因為位置在縱膈腔，所以用支氣管鏡做病理切片檢查，報告顯示腫瘤壓迫到了左邊肺主動脈，分期屬於G2的肺部神經內分泌腫瘤，即非典型類癌。

因為是非典型類癌的緣故，在原先醫院接受體抑素治療，體抑素會

抑制體內所有內分泌的作用，這個藥物不只可以抑制內分泌過度旺盛而造成的症狀，更重要的是，它也能抑制腫瘤生長。每個月打一次肌肉內注射，健保一次性給付十三個月，作為一個療程。

體抑素適用於G1與G2的神經內分泌腫瘤，也會有一些副作用，如腹瀉、噁心、腹部不適、食慾不振，高血糖、低血糖、膽結石、頭暈、頭痛，以及注射部位疼痛等。

病患進行體抑素治療三個月後，再透過胸部電腦斷層檢查，卻顯示患者腫瘤竟變大了，於是又申請另一個口服標靶藥（癌伏妥，Afinitor），這個藥必須每天吃兩顆，病人服用一個多月後，症狀仍然沒有改善，便轉診至腫瘤科門診。

腫瘤生長快速，造成心包膜積水

根據病患的電腦斷層影像，胸腔外科醫師評估有機會把腫瘤切除，只是距離上次檢查已經快三個月，所以我們再安排胸部電腦斷層，卻發現已經造成心包膜積水，腫瘤也變得更大了。到了這個階段，主要造成的不適症狀有易喘、身體無法躺平，如果積水再更嚴重一點，會造成心包填塞使心臟無法跳動，因此心包膜積水或心包填塞會導致生命危險，是需要緊急處理的腫瘤急症。

於是會診心臟血管外科醫師為她進行緊急手術，把心包膜打出一個「窗」（window），讓積水宣洩到肋膜腔內，就能減少心包膜積水，心臟不會被掐住的症狀。手術結束後，放一根胸管於肋膜腔內作為引流管，等到積水變少，才可以拿掉這個胸管。

這是腫瘤所引起的積水，因此一定要對腫瘤進行治療，才不會再造成心包膜積水，但是這位病人曾使用體抑素、標靶藥物都不見成效，雖然腫瘤屬於G2階段而已，但腫瘤生長速度相當快，跟病人討論完之後，建議使用化療的處方——鉑金類藥物加癌妥滅組合治療。

神經內分泌腫瘤治療：能切除就切除

如果神經內分泌腫瘤可以切除的話，則盡量以切除為主要治療方式。由於這位病人來到腫瘤科時，腫瘤已經侵犯到心臟部位，若只是手術切除，是無法切乾淨了。但神經內分泌腫瘤跟其他腫瘤治療原則不一樣，例如頭頸癌若已經遠端轉移，就不能再手術，因為切除腫瘤的預後並不會更好。

但是神經內分泌腫瘤的特性是：即使腫瘤轉移了，只要腫瘤轉移的地方可以切掉，對疾病治療都是有幫助的，所以能切除就切除吧！

一般而言，在G1、G2階段，細胞分化好一點的話，體抑素（Octreotide or Lanreotide）或是標靶藥物紓癌特（Sutent）與癌伏妥的治療效果通常都不錯；細胞分化不好的話，體抑素、標靶藥物的治療效果都比較不好，因此通常會選擇化療作為治療方式，而神經內分泌腫瘤的化療藥物首選，就是鉑金類藥物加癌妥滅的組合。

嚴重副作用，影響病患心境

這位家庭主婦選擇鉑金類藥物加癌妥滅的治療方式，當癌妥滅開始發揮作用時，就是落髮的開始。

病患知道自己已經生病，在副作用之前，這個疾病似乎沒有對自身造成太多影響，然而每當早上起床，枕頭上或梳頭髮時，都是整把整把的落髮，反而會讓病人有一種「我現在病得很嚴重」的想法，心裡會感到很恐慌，進而影響了心情。

此刻，病患會想著：「已經開始用藥了，都還不知道效果，就已經嚴重掉髮，現在的我已經不一樣了……。」這時候，病患不僅要面對疾病之外，還有對副作用的適應。

「媽，我們把頭髮剃掉吧！我買了好看的帽子給妳戴唷！」在治療過程中，當女兒看見病患有著極大的變化時，說服媽媽把頭髮剃掉，並且拍了照片跟影片當作紀錄。

很多癌症病友在開始做化療之前，會提前將頭髮剪短或剃掉，是因為聽過太多前輩的經驗：「與其要看著寶貝頭髮一把一把掉落，倒不如我先把頭髮剃光，不要經歷這個過程，這樣我還可以安慰自己一切都還是好好的，沒有得到嚴重的病。」

有些癌友則會轉念一想，剃髮是一種儀式，就像是這位個案的女兒，陪著媽媽去面對治療疾病的副作用，將正向面對疾病的勇氣與力量傳遞給她。

由於四月中旬才做了第二次化療，所以不會馬上進行電腦斷層檢查，但從X光顯示，比起開始化療之前，個案的縱隔腔腫瘤有明顯縮小一點，表示化療藥物治療對她而言，是有一定的效果，加上不會再積水，臨床症狀也改變了。因此，個案目前持續接受化學藥物的治療。

解密

神經內分泌腫瘤

身為病患，我該如何看待治療產生的副作用？

平均來講，神經內分泌腫瘤在癌症治療過程中，主要副作用反應就是先前提到的噁心、嘔吐，以及落髮。藥物作用的背後，可能會連帶心理上或是生理上的副作用產生。

「我該如何解讀或因應這些副作用呢？」其實有副作用不代表是一件壞事，它也表示藥物有在身體內發揮作用，你可以換個想法解讀它。

倘若產生副作用，某些部分可以用另外一種藥物緩解，如果不會干擾到病患的生活品質，我們可以用正向的概念理解。

以其中一項副作用「落髮」為例，就是外觀有了明顯變化，可是要瞭解這個副作用帶來的傷害並不是很深遠，只是短期性的改變，告訴自己：「這是治療中的短期性現象，等到藥物停下後，頭髮就會再長回來了。」

我們可以試著選擇把注意力放在照顧自己的面向，如何讓自己更好、更快復原、更健康，而非一直專注於這種短暫的外貌改變。

當下一直在意這些副作用，既沒有辦法馬上讓病情好轉，還花了那麼大的力氣去因應它，結果等到化療結束後，頭髮就慢慢長回來了。如果病人能夠懂得這些，試著轉化想法，就比較能夠自我調適。

以平常心看待這些治療的副作用，而非耗費龐大力氣去適應它。就像人們常常會擔心或害怕某些事情的發生，可是時間一到，它可能自然而然過去了。

03 原來不是單純的腹瀉！

常見的神經內分泌腫瘤

神經內分泌腫瘤包含很多種疾病，過去可能都分散在各科之中，現在都歸屬於神經內分泌腫瘤的範疇了。臨床上，想要找到神經內分泌腫瘤並不簡單，不僅症狀很容易與其它疾病搞混，一開始都會經過抽血檢查、尿液檢查、影像檢查等一系列檢測，最後還是需要做組織切片，才可以確診。

一個人如果很常拉肚子，第一個反應會認為是「腸躁症」；當一個人皮膚潮紅、發炎，可能會被認為是皮膚病，朋友還會熱心推薦有名的皮膚診所！

其中，最難以辨別的就是咳嗽了。導致咳嗽的因素那麼多，怎麼會往神經內分泌腫瘤方面想呢？

因此，許多病患發現時，腫瘤已經轉移到肝臟，甚至壓迫到神經了！所以，本篇章節要來介紹幾個比較常見的神經內分泌腫瘤以及可能產生的症狀，讓大家可以提高警覺，早期發現，及早治療。

嗜鉻細胞瘤，被誤認是一般高血壓

神經內分泌腫瘤包含很多種疾病，過去可能都分散在各科之中，現在都歸屬於神經內分泌腫瘤的範疇了。其中一種是「嗜鉻細胞瘤」（Pheochromocytoma），它是長在腎上腺的腫瘤，會分泌腎上腺素，能讓我們的血壓升高，心跳速度變快。

有些人會無故血壓飆高到兩百多，常被誤以為是高血壓，導致醫師會開高血壓藥物來控制病患的血壓，若是一般高血壓病人，只要吃了降血壓藥物，基本上病情就會得到控制，但有些病人就算吃了降血壓藥物，仍持續表現出高血壓狀態。

一位年約五十、六十歲的大哥神色鬱鬱走進我的診間，他有高血壓，但吃了降血壓的藥物之後，狀況仍然無法得到解決，血壓依舊偏高，甚至出現胸悶、頭暈，甚至昏厥的症狀。

這個時候，腎臟科或心臟科醫師都會進一步檢查病患有沒有心血管或腎臟方面的疾病，於是幫他檢測尿液中的兒茶酚胺（catecholamine）類激素，或正腎上腺素的代謝終產物——香草扁桃酸（VMA）。

尿液檢驗報告顯示，這位大哥的VMA數值偏高，VMA不只是兒茶酚胺最重要的代謝物，同時也是體內氨類製造的指標。因此，醫師懷疑可能是嗜鉻細胞瘤，再進一步做腹部超音波後，果然在腎上腺的位置發現一顆腫瘤，這才確定他並非是一般的高血壓患者。

血壓居高不下，可能是神經內分泌腫瘤！

嗜鉻細胞腫瘤好發於成年人，尤以四十至五十歲之中年人為最，男女發病率相當。病人常因高血壓、盜汗、頭痛、心悸等典型症狀而就醫，或是因為健康檢查意外發現腫瘤的存在。

通常這類病人只要透過手術切除腫瘤，就可以改善高血壓的症狀。原則上，在手術前，必須使用至少一到兩個星期的甲型交感神經阻斷劑（α-adrenoreceptor blockers），使血壓降到正常值。如果單獨使用甲型交感神經阻斷劑無法使血壓回到正常數值，或是病患心跳變快，在使用二十四小時的甲型交感神經阻斷劑之後，可以再加上乙型交感神經阻斷劑（β-blockers），達成更好的血壓及心跳控制效果。

當我在泌尿外科擔任實習醫師，在開刀房與主治醫師學習時，有位嗜鉻細胞腫瘤患者正在接受腫瘤切除手術，當主治醫師把腫瘤切除取下的時候，麻醉科醫師馬上通報病患血壓下降至六十至七十毫米汞柱（mmHg），趕緊輸液、提升血壓，所以嗜鉻細胞瘤會嚴重影響血壓的高低，對此留下了深刻的印象。

所有可以手術切除的患者，在術後都必須定期追蹤生化檢查，以確定手術是否成功，並且定期追蹤是否有復發或轉移的情形。

戰勝 NET 臨床案例

年輕軍人長期腹脹，竟是腹腔內長了顆腫瘤

「醫生，我因為長期心悸、高血壓，還有腹脹，一開始我去腸胃科，還吃了降血壓藥，都沒有用……。」一名二十五歲的自願役軍人小剛來到診間，他是由澎湖的醫院轉介過來。因為心悸、高血壓跟腹脹到醫院就診，一開始是去腸胃科想要解決腹脹的情況，當腸胃科醫師照了腹部超音波後，在腹腔發現有一顆大約三、四公分大小的腫瘤。

家人反對手術，導致腫瘤細胞轉移

護理師幫他測量血壓時，數值約在一百五十、一百六十左右，也使用了一些降血壓藥物，症狀仍不見改善，透過更進一步的檢測，尿液中檢驗出VMA數值偏高，才確診是嗜鉻細胞瘤。

本來評估腹腔的腫瘤要進行手術切除，但家人不願意他開刀，只願意使用一些民俗療法。小剛的腫瘤雖然生長緩慢，當時間過一兩年之後，

再次檢查發現腫瘤已經長到了五、六公分，這次依舊沒有開刀。

小剛身體狀況越來越差，後來被送到澎湖的三總分院，經過腹部超音波檢查後，發現腫瘤已經長到七、八公分的大小，腫瘤生長位置又包住腹腔主動脈附近，儘管手術可能會有些風險，一般外科醫師還是建議將腫瘤切除，但家人仍極力反對他開刀。

經過多年以後，腫瘤也有轉移的現象，腹腔有較大的一顆腫瘤，也合併轉移到旁邊的淋巴結。

一般腫瘤的治療從原來的器官跑到別的器官，已有遠端轉移現象，原則上大概都不會開刀，因為它已經藉由血液、淋巴轉移出去，即使原發腫瘤切掉了，血液中仍有腫瘤存在的風險，因此手術切除這一項治療幫助不大，只好選擇放射性治療、化療，或者其他治療方式，不會再建議動刀。

減少腫瘤組織，有益神經內分泌腫瘤治療

然而，神經內分泌腫瘤有一項治療特性是——即使遠端轉移，只要減少體內的腫瘤量，對病情都會有所幫助，因此只要某些部位的腫瘤比

較大顆，只要能將它切除，病情也會有所改善。

由於小剛的媽媽一直不希望他開刀，因此轉到我的門診時，一開始也是先試著化療的方式。

小剛在打化療藥物時，血壓會飆升到兩百多，然而不打化療時，血壓又降下來了，這就像是蜂巢一般，只要不動它，它就會好好地待在那邊；當你捅它一下，就會群起飛來螫你！當化療藥物打下去，若有癌細胞壞死，腫瘤就會分泌出大量的腎上腺素，導致血壓飆高。即使化療藥物治療有一定的治療效果，可以讓腫瘤細胞壞死，但化療副作用或腫瘤伴生神經症候群（paraneoplastic neurologic syndrome），也會讓小剛的身體產生不舒服的反應。

治療的決策相當重要，藉由家庭會議讓彼此溝通。針對家屬擔心手術的風險、化療造成的副作用及優劣的討論，雖然大家意見不同，但這也沒有什麼對與錯，而是大家都是基於愛病患為出發點，目標是一樣的——希望病患可以痊癒。

因此，最後決定讓小剛接受手術治療，家屬的全力支持，會讓病患產生信心面對重大的手術。最後，順利把腹腔裡的大腫瘤切除，至於原先腫瘤轉移的部分，則透過服用化療藥物控制，截至目前為止，已經穩定控制三年了，現在又回到澎湖繼續服役。

「醫師動，病人不動！」病患不再舟車勞頓

小剛一開始的檢驗結果是在G1、G2階段，卻拖了四、五年才做手術處理，若他可以更早接受手術，直接將腫瘤切掉，或許就不會有轉移的現象。由於腫瘤已經遠端轉移了，現在依然要每兩到三個月回診一次進行後續追蹤，三到四個月做影像檢查，確認體內腫瘤是否有變化。

但小剛在澎湖服役，要每兩至三個月來回一趟，相當費時費力又費錢，所以要感謝澎湖縣政府及賴峰偉縣長持續提升在地醫療政策，提高急重症處理能力，改善醫療設備，落實「醫師動、病人不動」在地醫療政策，不因為離島或偏鄉而忽略他們的醫療需求，藉以提升鄉親對澎湖醫療的信心度。讓小剛只要在三總澎湖分院接受電腦斷層或核磁共振追蹤檢查就可以了，不需要舟車勞頓。

容易誤診的胰臟神經內分泌腫瘤

胰臟是經常產生神經內分泌腫瘤的部位。一般我們經常聽見的都是胰臟腺癌，約百分之九十九發生在胰臟的外分泌部（胰臟製造消化酶的部位），屬於外分泌功能。胰臟同時具有多種內分泌功能，能夠調控血糖數值的高低，因此，發生在內分泌細胞的腫瘤就是胰臟神經內分泌腫瘤，如胰島素瘤（Insulinoma）

◆胰島素瘤（Insulinoma）

胰島素瘤是最常見的胰臟神經內分泌腫瘤，但仍然屬於罕見的範疇，胰島素瘤各個年齡層均有可能發生，主要好發於二十至五十歲的成年人。這類的神經內分泌腫瘤多數屬於單一且細胞分化較好的胰島素瘤，建議進行手術切除。

胰島素瘤在臨床上的診斷並不困難，主要以 Whipple 三合症（Whipple triad）為依據：一、發作時血糖濃度低於四十 mg/dl；二、運動或飢餓可以誘導症狀發生；三、給予含糖食物或注射葡萄糖，即可以解除症狀。當腫瘤分泌了過多的胰島素，導致血糖突然降低，造成心跳加速、血壓上升、臉色蒼白等症狀，最後因為昏厥或癲癇發作後，才被診斷出來是胰島素瘤。

◆胃泌素瘤（Gastrinoma）

「最近我老是胃痛，吃了胃藥也沒有好轉，才來醫院檢查，結果竟是胃泌素瘤……。」胃泌素瘤是僅次於胰島素瘤的胰臟神經內分泌腫瘤，其好發於四十到五十歲的中年成人。

為什麼胃泌素瘤會常常被誤認為是消化性潰瘍呢？主要是因為胃泌素能夠促使胃酸分泌，若是胃泌素分泌過多，就會導致胃潰瘍、十二指腸潰瘍，這才讓許多人誤以為自己只是消化性潰瘍，也有些病患會有不同程度的腹瀉，因此胃泌素瘤才會經常被誤診。與胰島素瘤不同，胃泌素瘤大多屬於細胞分化較惡性的腫瘤，因此當發現胃泌素瘤時，往往已經轉移到其他器官。

◆升糖素瘤（Glucagonoma）

胰臟除了會分泌胰島素之外，還能分泌升糖素讓血糖升高，因此升糖素瘤會分泌過多的升糖素，使患者的血糖值持續過高，還會有皮膚紅斑、水泡與嘴角破等症狀，同時可能產生深層靜脈血栓，以及憂鬱等情況。

醫師因此誤以為是糖尿病，便進行糖尿病的治療，導致病患後來發現體內有升糖素瘤時，腫瘤已經長得很大了。

肺大細胞神經內分泌癌，預後效果差

肺大細胞神經內分泌癌（ＬＣＮＥＣ）是肺部罕見的腫瘤，屬於神經內分泌腫瘤的一種，罹患的病患大多都是年紀大的重度吸菸男性。

ＬＣＮＥＣ是生長在支氣管Ｋ細胞的肺部神經內分泌腫瘤，Ｋ細胞位於呼吸道黏膜上皮，具有合成、儲存和分泌肽類激素的功能。大多數患者會有胸痛、咳血、咳嗽、呼吸困難等呼吸道症狀，經常容易被忽略，當患者就醫時，腫瘤也已經轉移了。ＬＣＮＥＣ大多屬於分化較惡性的腫瘤，大多會局部及全身轉移，早期的肺大細胞神經內分泌癌大多會建議手術切除，但術後復發的機率也很高。

在病理學的統整之下，神經內分泌腫瘤底下涵蓋了很多病症，臨床上，想要找到神經內分泌腫瘤並不簡單，不僅症狀容易與其它疾病搞混，一開始都會經過抽血、尿液檢查、影像檢查進行檢測，最後還是需要做組織切片，才可以確診。

神經內分泌腫瘤很難在早期就被發覺，因此超過一半的患者在就醫時，腫瘤可能已經轉移。不過，隨著醫療科技的進步，確診率也大幅提升，病患不需要過度恐慌，只要按照醫師的指示，相信他會做出最合適的治療計劃。

Part 02

Neuroendocrine tumor, NET

難以警覺的病：
神經內分泌腫瘤的診斷與預防

若以症狀來判別的話，反覆腹瀉就要看腸胃科、氣喘要看胸腔科，或是四十、五十歲的婦女臉潮紅，就到婦科評估更年期的問題，然後朝著症狀醫治。

可是有的人卻仍然找不出原因，也一直沒有辦法靠藥物把症狀控制好。

01 與腫瘤的捉迷藏

神經內分泌腫瘤的檢查方式

神經內分泌腫瘤會根據荷爾蒙分泌是否產生症狀，分成「功能性」以及「非功能性」。前者會出現許多臨床症狀；後者並不會出現臨床症狀。

神經內分泌腫瘤的好發位置，於腸胃道佔了六成、肺部佔了兩成，剩下兩成是原發部位不明，針對病人的臨床症狀，做各個部位的檢測，例如經常反覆胃食道逆流、胃，以及十二指腸的潰瘍症狀，可以安排胃鏡檢查，及抽血檢測血清胃泌素，但有些小型醫院無法檢測血清胃泌素，醫學中心才有，這也是臨床診斷比較難以落實的現況；若是長期無來由血糖偏低，可以檢測血清胰島素的指數。

醫生通常會透過抽血檢驗，從中檢查生化數值是否有異常。

嗜鉻粒蛋白A（chromogranin A，血清CgA）是神經內分泌腫瘤指標，是常見的血清生化指數，除此之外，尿液檢查5-HIAA（5-氫氧靛基醋酸，5-hydroxyindoleacetic acid）也可以作為神經內分泌腫瘤的篩檢診斷工具。

CgA重要檢測指標，亦可監測治療效果

目前普遍利用血清CgA的數值來篩檢神經內分泌腫瘤，或者是胃泌素、體內血清素、胰島素、升糖素、組織胺、體抑素等，這些都是可能會分泌的內分泌激素，利用檢測這些生化指數是否有特別升高或下降，進一步判斷可能產生的神經內分泌腫瘤。

舉例來說，胰島素癌會產生胰島素，但並非每個癌別都會產生，只要其中有某項內分泌指數偏高，就要特別留意。根據資料顯示，血清 CgA 幾乎跟每個神經內分泌腫瘤的癌別都有牽連，因此通常會以血清 CgA 作為檢測工具，亦可用來監測治療效果，以及追蹤有無復發。

CgA 跟腫瘤指數一樣，它的數值高可能有神經內分泌腫瘤成分，但數值正常也不保證沒有腫瘤成分。通常抽血用血清 CgA 做檢測，檢測結果發現某個內分泌數值偏高，且又有臨床上的症狀，叫做「功能性」；反之，數值偏高，但沒有臨床症狀，則為「非功能性」。

也就是說，若血清 CgA 過高，且合併其他生物標記，如尿液檢查 5-HIAA，或是胃泌素、胰島素、升血糖素中的濃度異常，則會進一步懷疑是否為神經內分泌腫瘤。

通常單一檢測的數值偏高，就有神經內分泌腫瘤的可能性，有些病人也可能兩、三種數值皆偏高，所以這沒有固定的結果，需要由專業的醫師根據病患情況來判斷。

簡而言之，功能性神經內分泌腫瘤通常有某項內分泌數值偏高，且合併臨床症

功能性神經內分泌腫瘤	生化數值偏高，影響身體機能，進而產生臨床症狀。	臨床症狀包括臉部潮紅、氣喘、腹瀉、低血糖、腹痛等。
非功能性神經內分泌腫瘤	數值正常或數值偏高，但沒有臨床症狀。	當腫瘤轉移至其他器官時，可能會壓迫腸胃、骨頭、神經，造成疼痛、腹瀉、便秘等。

狀；非功能性神經內分泌腫瘤，則反之。

如果是氣喘或者有過敏體質的病患，這種症狀通常會持續很久，病患只要找尋相關科別求診，透過藥物治療，一般臨床症狀就會有所改善。如果一直找不到合適的理由解釋，病情反反覆覆，痊癒了又復發，找不到特別的原因，當以上這些都發生時，可能就要把神經內分泌腫瘤列入診斷參考。

關於神經內分泌腫瘤的機轉，有些病患是基因影響，例如少數的NET具有家族性，而且是屬於某個症候群的一部分，其中最著名的就是第一型多發性內分泌腫瘤（Multiple Endocrine Neoplasia type 1, MEN1），包含神經內分泌腫瘤的部分，至於何種基因引起，仍未有定論。

目前大多數的醫學中心都可以抽血檢測血清 CgA 濃度，只是需要自費才可以檢查血清 CgA。

尿液檢測，提供診斷的參考工具

另外，也可以進行尿液檢測，有香莢杏仁酸定量，以及 5-HIAA 兩種檢測，結果分別針對不同的神經內分泌腫瘤。

◆**香莢杏仁酸定量（Vanillyle-mandelic-acid, VMA）**：VMA 是腎上腺素最主要的最終代謝物，主要用在診斷兒茶酚胺（Catecholamine）分泌性腫瘤。

腎上腺髓質為兒茶酚胺最主要來源，測定目的是為了判斷腎上腺之功能，降低值較不具臨床意義，增高值對診斷高血壓具有重大意義，可以用來診斷腎上腺嗜鉻細胞瘤（Pheochromocytoma）所引起的高血壓，以及交感神經引起的神經母細胞瘤（Neuroblastoma），VMA 不只是兒茶酚胺最重要的代謝物，同時也是體內這些氨類製造的指標。

◆ **5-HIAA（5－氫氧靛基醋酸，5-hydroxyindoleacetic acid）**：神經內分泌腫瘤會產生過多的血清素，而 5-HIAA 就是血清素的分解代謝物，藉由檢驗尿液中的 5-HIAA，可作為神經內分泌腫瘤可能性的參考依據。

影像學檢測，避免腫瘤轉移

透過拍攝胸部 X 光檢查，〇．五公分以下的腫瘤，尚不明顯；但〇．五公分以上的腫瘤，可以隱約看見一些陰影。一般來說，當腫瘤尺寸還小時，不太會轉移，因此，在一公分以內的腫瘤，只要能提早發現，就可以再做進一步檢測，例如胸部電腦斷層。

而腸胃道的部分，則可以安排大腸鏡、胃鏡、糞便的潛血反應與腹部電腦斷層等檢查，進而確認或排除神經內分泌腫瘤的可能性。如果找到腫瘤的存在，再藉由病理切片組織染色，做最後的確診。

戰勝 NET 臨床案例

正子檢查無異常，找不到原發點的家庭主婦

一名年約五十歲的家庭主婦來到診間，經過問診之後，才發現原來是乳癌早期的病患，病情控制得宜，也有固定在門診追蹤。

然而，在一、兩年前她開始臉潮紅、拉肚子，之前看腸胃科，以為是病患容易緊張，懷疑可能是腸躁症引起的現象，服用醫師開的藥物後，症狀仍沒有獲得改善，甚至有胃酸過多的情況，讓她不堪其擾。

檢查報告顯示無異常，胃泌素濃度卻飆高

一天，她在報章雜誌上看見我的文章，對比自己的情況，懷疑是不是神經內分泌腫瘤造成的影響，所以前來求診。

得知個案大致的情況後，我幫她安排抽血，檢驗血清胃泌素的數值，她也自費驗了血清 CgA（自費一次約一千八百元，依照每家醫院公告的

價格為準），雖然 CgA 數值不高，可是胃泌素的數值卻很高。一般人正常約在五十至六十以內，而她的數值則飆升到七百多。

正子檢查報告沒有發現任何異常，她也覺得非常納悶：「醫生，我連正子檢查都做過了，為什麼還是沒掃到腫瘤？」

依據文獻報導指出，正子檢查對於神經內分泌腫瘤的感受性並不高，只有百分之十幾的機率可以檢測得到，所以有兩成多的神經內分泌腫瘤病患，很難找到原發部位。

未發現腫瘤，不予以健保給付

病患做了很多檢查，諸如胃鏡、大腸鏡……，都無法找到異常狀況，唯獨類癌症候群的症狀跟數值都很明顯，其實可以用體抑素（Octreotide）幫她治療，只是健保給付規定必須看到腫瘤才可以予以給付。問題就在於，一直找不到她的腫瘤（原發點），可能是腫瘤不大的緣故，但胃泌素的檢測數值明顯有異，且症狀明顯，只是體抑素長效型一針自費要四、五萬元，一個月打一針，費用實在太昂貴了，因此給予施打短效的體抑素，一支大概三、四百元，只是作用時間沒那麼長。因此，個案必須常常回診打針，每個禮拜打一到兩針，經過治療後，臨床症狀的確改善了，胃泌素數值也有下降。

從這個案例就可以看得出來，硬要找到神經內分泌腫瘤的原發點（腫瘤），有可能真的找不到，胃鏡、大腸鏡、電腦斷層……，全部的檢查都做過了，都找不到原發點，只能根據個案的臨床症狀及抽血報告，選擇適當的用藥，幸好最終有改善她的臨床病況。

02 醫生，我怎麼就晚期了？

神經內分泌腫瘤的分期

病理科醫師藉由病理組織，判斷細胞分化的型態，進而決定細胞分化好或不好，分別有 G1、G2、G3 三種等級。

檢測病理組織裡面有一個「腫瘤增殖標記」（Ki-67），代表腫瘤的增殖速度，如果呈現出來的數值是高的話，代表病人的腫瘤細胞分化速度快。

神經內分泌腫瘤在分類上來說，都是屬於惡性的。根據細胞分化不同，分成G1、G2、G3，細胞分化好的G1、G2，進展得很慢，而細胞分化不好的G3，進展得很快。

腫瘤增殖標記，分化情況分三級

從病理組織區分，世界衛生組織（WHO）從二〇〇〇年開始，把神經內分泌腫瘤分成細胞「分化好」以及「分化不好」，亦即「神經內分泌腫瘤」係指這個細胞分化是好的；分化不好的，叫做「神經內分泌癌」（Neuroendocrine carcinoma, NEC）。

細胞分化的好與壞，是透過病理科醫師藉由病理組織，判斷這個細胞分化的型態，進而決定這個細胞分化好或不好。檢測病理組織裡面有一個「腫瘤增殖標記」（Ki-67），它代表腫瘤的增殖速度，醫師會將腫瘤組織切片下來，再將它染色，Ki-67是一個標的（marker）。

如果呈現出來的數值是高的話，代表病人的腫瘤細胞分化速度快。依據數值的高低區分成三個等級為G1（小於百分之三）、G2（百分之三至百分之二十），以及G3（大於百分之二十）。數值在百分之二十之內，代表細胞分化好，屬於「神經內分泌腫瘤」；而數值在大於百分之二十則代表細胞分化不好，屬於「神經內分泌癌」。

◆**神經內分泌腫瘤（NET）**：二〇一〇年，只有分G1跟G2而已，G1、G2的區分判準是以Ki-67為準，小於百分之三是G1、百分之三到百分之二十則是G2；另外一種是藉由病理組織在顯微鏡下觀察有絲分裂係數（mitotic count），G1是在每十倍顯微鏡下（high power fields, HPF），細胞數小於兩個（mitotic count＜2），G2是在每十倍顯微鏡下，細胞數介於二至二十個之間（mitotic count＜2～20）。

◆**神經內分泌癌（NEC）**：二〇一〇年，在細胞分化不好的狀態下，則為G3，即Ki-67大於百分之二十，或是在每十倍顯微鏡下（high power fields, HPF），細胞數大於二十個（mitotic count＞20）。在此病理情況下，病理科醫生又根據所見的細胞型態，進一步可區分成大細胞型與小細胞型，例如常見的肺癌，又有小細胞肺癌跟非小細胞肺癌之分。

在WHO對於病理大融合下，很多東西都萬佛歸宗，納於同一個疾病之下——神經內分泌腫瘤。

從二〇一七年開始，世衛組織修正了胰臟神經內分泌腫瘤判斷標準，在細胞分化好的狀態下，同樣增加了G3等級，即 Ki-67 大於百分之二十，或是在每十倍顯微鏡下的細胞數大於二十個，跟細胞分化不好的判定標準一致。因此，在G3等級下，細胞屬於分化好或是分化不好，必須依靠病理專科醫生判斷，病人如果有做切片組織，病理報告基本上都會標示清楚，這個細胞是分化好或分化不好。

通常細胞分化不好的狀況下，即為神經內分泌癌（NEC），後續會談到一些抑制內分泌的藥物治療，例如體抑素治療或標靶治療，效果通常都會比較不好，但是對於化療效果會比較好。因此，病理報告對於後續治療方式是很重要的依據。

胰臟神經內分泌腫瘤的判斷標準

WD NENs	**細胞生長分裂指數（Ki-67 index）**	**有絲分裂指數（Mitotic index）**	**建議治療方式**
NET G1（NET grade1）	<3%（≦2%）	<2 /10 HPF	體抑素
NET G2（NET grade2）	3%～20%	2～20 /10 HPF	體抑素
NET G3（NET grade3）	>20%	>20 /10 HPF	鉑金+癌妥滅
PD NENs	細胞生長分裂指數（Ki-67 index）	有絲分裂指數（Mitotic index）	
NEC G3（NET grade3）	>20%	>20 /10 HPF	鉑金+癌妥滅
小細胞型（Small cell type）			
大細胞型（Large cell type）			
混合神經內分泌－非神經內分泌腫瘤（Mixed Neuroendocrine-non- Neuroendocrine neoplasm, MiNEN）			

戰勝 NET 臨床案例

查無病因卻是第四期，使用體抑素治療的婦女

一名四十歲的中年女性，被其他醫院的腫瘤科轉診到我這邊，主要症狀是背痛、骨頭疼痛等，但都查無病因，歷時三、四年的時間後再次檢查，發現她多處骨頭都癌細胞轉移了，屬於癌症第四期。

本來藥物治療的可能性已經很低，透過切片病理報告顯示，她是罹患了副神經節瘤，被歸納到神經內分泌腫瘤的範疇中，Ki-67 數值大約是百分之五，屬於G2階段。

這位病人的臨床症狀可透過體抑素抑制腫瘤，獲得臨床症狀改善。一般而言，身體會自行產生體抑素，作用期大約數十秒到一分鐘的時間，主要作用是抑制身體其他的內分泌激素。

現在透過新穎的技術，可以把體抑素做成長效性針劑，打一針可以維持一個月的效果，健保已有相關給付標準。這位病人經過體抑素治療，

臨床症狀已經穩定，沒有再影響到其生活品質，在門診已經追蹤及持續體抑素治療四年以上。腫瘤雖然沒有消失，但是影像檢查狀況穩定，沒有再持續進展。

NET六成在腸道裡，盛行率比胃癌還高？

神經內分泌腫瘤很多都是藉由病理組織進行劃分，大約六成發生在腸胃道（亦即胃、大腸、小腸等）、約兩成在肺部，剩下兩成多則找不到源頭，原發部位不明。

通常這種原發部位不明的狀況，是腫瘤在很小顆的時候，就藉由血液或淋巴系統在身體內部亂竄，因此有兩成多的神經內分泌腫瘤很難找到它的原發點，這也是它的特性之一。

根據台灣在一九七五年到二〇〇四年之間的統計，以神經內分泌腫瘤佔為大宗的腸胃道部分做比較，它的盛行率比胃癌、胰臟癌更高，甚至是胰臟癌的兩倍。

神經內分泌腫瘤的好發族群，以五十歲以上的患者為主。胰臟屬於外、內分泌功能的腺體，外分泌腺由腺泡、連通腸腔的導管組成，內分泌由胰島組成，胰島細胞，可分為A、B、D、PP細胞等類型。

其中的胰島α－細胞分泌「升糖素」，促進肝糖原分解，可升高血糖，胰島β－細胞則分泌「胰島素」，用以降低血糖。胰島素和升糖素互相反饋，可穩定血糖值，然而若是胰島素發生絕對或相對性的不足，就會引發糖尿病。

現在常常有聽到一些腫瘤名稱，例如胰島素癌，是產生胰島素的腫瘤，胰島素癌會一直分泌胰島素，導致低血糖的副作用，當病人經常發生低血糖現象時，會懷疑是不是糖尿病所影響，經過詳細檢查後，報告結果顯示他有胰島素癌，因為過度分泌胰島素，才導致血糖下降。

之前在WHO沒有明確定義下，會把胰島素癌歸類於特殊的癌別，現在都是屬於神經內分泌腫瘤，而升糖素癌也屬於神經內分泌腫瘤。

增加基礎認知，不再原地轉圈圈

若以症狀來判別的話，反覆腹瀉就要看腸胃科、氣喘要看胸腔科，或是

四十、五十歲的婦女臉潮紅，就看婦科評估更年期的問題，然後朝著症狀醫治，可是有的人卻仍然找不出原因，也一直沒有辦法靠藥物把症狀控制好。

這個時候就有可能是另一種情況了，醫師的思緒會開始轉彎，想著是不是神經內分泌腫瘤，影響了內分泌系統，造成症狀的變化？因此，透過排除法，一一把不符合的結果都排除；或是做檢測，經由專業醫師人員的評估與判斷。

最重要的是，民眾需要有一個基礎認知，除了出現症狀要到醫院，由專業醫師做正確的評估與判斷外，也要聯想到有無可能是神經內分泌腫瘤，尋求腫瘤科醫師的協助，進而到正確的科別就診，找出真正病因。若對神經內分泌腫瘤沒有基礎認識，有症狀只去藥局買成藥，或只進行症狀控制，很難對症下藥，民眾也只會在原地轉圈圈。

解密

神經內分泌腫瘤

一個部位，出現了兩種不同的腫瘤？

混合性神經內分泌腫瘤（mixed neuroendocrine-nonneuroendocrine neoplasm, MiNEN）係指該部位的腫瘤有非神經內分泌腫瘤，但又有一部分是神經內分泌腫瘤，即綜合兩種東西在此部位中。

於二〇一七年統稱作「混合性神經內分泌－非神經內分泌腫瘤」（MiNEN），這個也是需要透過病理報告才能得知，這一類病人比較少，但是在診斷時，也必須納入考量。

◆治療後又復發，原來是神經內分泌癌作祟！

五十九歲的阿章是罹患第四期肺腺癌的癌友，因表皮生長因子受體（EGFR）突變，接受第一代標靶藥物治療後，沒想到經過十四個月後病情惡化，出現了更多轉移現象，癌細胞對於第一代標靶藥物產生抗藥性，當時還沒有第三代的標靶藥物，於是只能開始接受化療。

治療期間腫瘤指數癌胚抗原（CEA）明明往下降，但照了電腦斷層卻發現腫瘤變大，於是又將變大的腫瘤再次做切片檢查，結果顯示他是混合性神經內分泌－非神經內分泌腫瘤，且屬於分化不好的神經內分泌癌病患（G3），於是轉換治療方式，將化療改成治療神經內分泌癌的化學藥物。

過沒多久，腫瘤慢慢縮小，有了一定的改善效果。因此，通常神經內分泌腫瘤跟其他腫瘤合併時，它會變得較惡性，治療時就必須包含腺癌與神經內分泌腫瘤的化學藥物。

03 遠端轉移 平均存活期不足三年，我該怎麼預防？

直到目前為止，造成神經內分泌腫瘤的病因尚未明朗，大多是事後回溯，發現有少數病患受到基因型態的影響，例如第一型多發性內分泌腫瘤。

根據臨床統計分析，神經內分泌腫瘤從有症狀到確診，中間需要五到七年。最主要的原因是，早期臨床症狀沒辦法明顯地發現，長達數年的時間，病患可能一直處於治療效果不好，但又找不到正確醫療方向的處境。

神經內分泌腫瘤若未轉移，存活率可達十八年

神經內分泌腫瘤確診過程冗長，當病患確診時，有百分之二十五的人已經遠端轉移，百分之二十五的人局部淋巴結已經被侵犯影響，最後百分之五十還沒有轉移的情況。

臨床統計，全部確診的病患中，百分之二十五有遠端轉移的病患，這些人平均存活期只有三十三個月（約二．七五年）；有淋巴結轉移情況的病患，平均存活期是一百一十一個月（約九．二五年）；只有局部發現腫瘤，且未轉移到其他組織，只要切除得當，存活期是兩百二十三個月（約十八．五年）。

由此可見，神經內分泌腫瘤一旦遠端轉移，就很難完全切除腫瘤細胞，對生命存活期造成很大的影響，通常已經屬於癌症晚期階段（癌症末期係指針對腫瘤不進行治療，生命存活期只剩下半年）。

再者，根據神經內分泌腫瘤的原發位置來看，依據台灣健保局資料庫回溯資料顯示，神經內分泌腫瘤五個最常見的部位中，腫瘤原發位置若是在肺部，其預後狀況都不甚理想，很大一部分的患者診斷結果都已經在第四期，此時病患五年存活率大約是百分之三十一，其中男性的存活率就只有百分之二十；若原發部位在肝臟、食道，五年存活率更差；而原發部位在腸胃道的病患，存活率則相對其他部位高一些。

瞭解身體狀況，一有異常馬上警覺

對於神經內分泌腫瘤來說，最難的部分在於「早期發現」，所以民眾應該平時就注意自己的健康，對身體的異常要有所警覺。

前面提到神經內分泌腫瘤會有的警訊，當身體出現臨床症狀時，就要自我提高警覺了，例如常見的腹瀉，有時候會被歸因於腸躁症；或是氣喘與咳嗽，一般會認為是胸腔科的問題；而臉潮紅則會被懷疑是婦科的問題等。如果求診相關科別沒有獲得確切的症狀改善，病人就要有所警覺，因為神經內分泌腫瘤也有可能造成以上種種症狀。

我曾經在報章雜誌上推廣過這些觀念，通常見報之後，相關的問診就會增加，很多婦女都說：「我的症狀跟你寫的一模一樣耶！」

當有一些臨床症狀已經明顯產生，也求診了相關的科別，卻找不到結果，長時間飽受症狀困擾而未獲得控制與改善，無法更明確知曉病因為何，就可能需要往神經內分泌腫瘤的方向尋找病因。

第二種狀況是病人的症狀很輕微，譬如皮膚癢、氣喘，長期就處在慢性的症狀，卻又不會造成生活上的影響，所以就把它們忽略了，認為只是單純的氣喘、過敏，或者是更年期導致的臉潮紅、腸胃虛弱而已。若放任症狀不處理，沒有及時注意到異常，症狀便可能會惡化或持續，很可能就錯失了神經內分泌腫瘤早期發現的關鍵時刻！

因此，希望透過本書，讓民眾能夠更清楚身體的狀況，也許可以把這個期程再縮短，盡快找出自己的問題，早期進行篩檢、早期治療，尋求正確的診治方向。

作息規律正常，預防的唯一方式

「醫師，這個病那麼難發現，我們沒有什麼可以預防的方式嗎？」

關於神經內分泌腫瘤的預防方式，目前還真的沒有確切的方式，但只要日常生活作息規律正常，讓自己的免疫力處於穩定的狀態，神經內分泌腫瘤產生的機率會比較低。

直到目前為止，造成神經內分泌腫瘤的病因尚未明朗，經過事後回溯，才發現，少數病患是受到基因型態的影響，例如第一型多發性內分泌腫瘤。除了少數人因為基因的關係，其餘有八成以上跟後天環境較為相關，加上神經內分泌腫瘤產生的位置千變萬化，也難以用一個簡單的致病因素，作為它發病的原因。

神經內分泌腫瘤分散在身體各個區塊，影響廣泛，但又沒辦法預防，且只有功能性的神經內分泌腫瘤才會有症狀。比如說，現在大家都在推廣注意排便情況，若是發現有異常狀況（如有糞便潛血的現象），就可以連結到可能是大腸癌的高危險群。

神經內分泌腫瘤大致分布在五大臟器（系統），在這種情況下，似乎比較難有預防性的做法，唯有平日多加留意自己的身體狀況，一有異常馬上警覺，在神經內分泌腫瘤早期的時候，就可以馬上發現。

解密

神經內分泌腫瘤

進入胃部，切掉病灶，腸胃道神經內分泌腫瘤治療

所謂胃部的「內視鏡黏膜下剝離術」，是指醫師使用特殊設計的精密電刀，利用內視鏡進入胃部，進行手術時，須避免刺穿胃壁，將腫瘤部位以〇．二至〇．三公分的厚度切下病灶。

病人術後必須禁食兩天，平均七天可以出院，切除胃部黏膜後留下的大片傷口，大約經過三個月，胃黏膜即可再生癒合。而大腸的「內視鏡黏膜下剝離術」是經由肛門進入腸道，以內視鏡電刀將大面積的早期大腸癌一次性切除，難度較胃部更高。

為什麼大腸、直腸相關的神經內分泌腫瘤，預後狀況相較於其他部位的神經內分泌腫瘤好？大多是因為進行大腸鏡檢查時，及時就被診斷出來了，進而切除。若是它長在別的地方，只要忽略了，可能就錯失治療先機。

Part

03

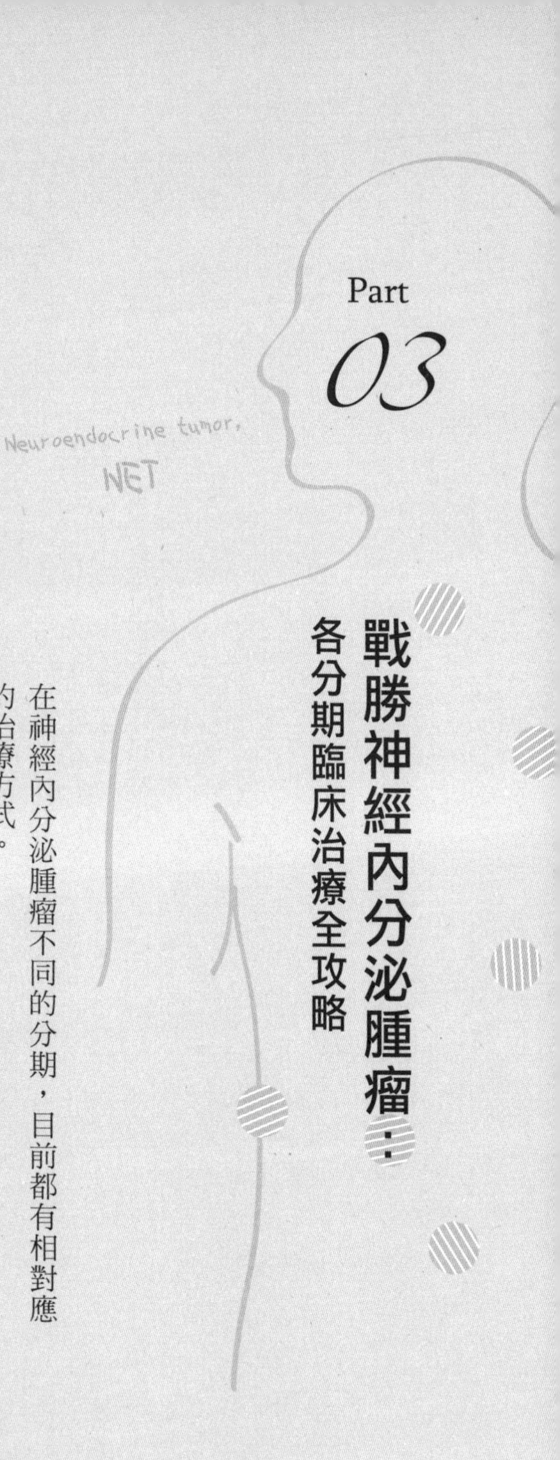

戰勝神經內分泌腫瘤：各分期臨床治療全攻略

在神經內分泌腫瘤不同的分期，目前都有相對應的治療方式。

神經內分泌腫瘤若只侷限於局部，尚未轉移，首選治療方式是開刀；倘若轉移後，腫瘤尚小且位置合適，則可採取手術、電燒、酒精注射等治療方式。

01 手術最優先！早期神經內分泌腫瘤的治療方式

手術是治療的一種主要選擇，有些部位很難進行手術，或是位置接近血管，不適合開刀切除。
在種種條件限制下，射頻燒灼術和內視鏡黏膜下剝離術，則提供醫師與病患另一種選擇。

對於神經內分泌腫瘤的治療，需要多方面的專科醫師一起合作，治療方式會依據腫瘤大小與分期、生長位置，以及病患的健康狀況，在多專科團隊會議中，醫師們會互相討論，打造出該病患最適合的治療方式與療程。

神經內分泌腫瘤若只侷限於局部，尚未轉移，首選治療方式是開刀；倘若轉移後，腫瘤尚小且位置合適，則可採取手術、電燒、酒精注射等治療方式。

十年前就有，目前最普遍的內視鏡黏膜下剝離術

十年前，我媽媽發現大腸神經內分泌腫瘤時，腫瘤還是小小的，屬於神經內分泌腫瘤的早期階段，目前針對這種比較早期的治療方式，主要是以內視鏡黏膜下剝離術（Endoscopic Submucosal Dissection, ESD），以切除腫瘤為第一優先選擇。

在沒有內視鏡切除術的治療方式之前，大腸神經內分泌腫瘤的治療方式就只有開刀一途，把腫瘤所在位置切掉，然而，在更早期發現神經內分泌腫瘤的話，當下醫師可以用內視鏡切除術把病灶直接切除。在十年前就有這項技術了，現在的技術更是純熟，也是普遍常見的處置方式。

內視鏡黏膜下剝離術大部分使用在胃部的腫瘤，手術時會採用一些特殊的電

刀，從口中插入胃鏡抵達腫瘤所在的位置，將腫瘤薄薄地切掉一層，就像是削皮、把肉削成薄片的感覺，一次就將腫瘤切除了。內視鏡黏膜下剝離術是許多人願意接受的方式，因為腫瘤切完就結束了，不用再進行開刀手術。

不像傳統罹患胃癌或胃神經內分泌腫瘤的患者，他們可能要切除半顆胃，甚至是整個胃。這項治療方式唯一需要擔心的風險是，在腫瘤剝離過程中，胃壁穿孔而造成出血，儘管如此，胃壁破掉的最壞結果，也只是回到傳統的手術方式，開刀把胃切除而已。

現在連食道、消化道、大腸等位置的腫瘤，腸胃科醫師都可以針對該部位，進行內視鏡剝離手術。只有小腸例外，小腸的細胞壁實在太薄了，比較不適合使用這種治療方式；而內視鏡剝離手術主要針對有黏膜的位置，例如消化道、腸道等，因此胸腔部分的腫瘤也無法適用此治療方法。

注射酒精，讓腫瘤壞死

內視鏡局部酒精注射法利用內視鏡的方式，在腫瘤位置做局部酒精注射，讓腫瘤成熟、壞死的一種方式。這個方式過去會使用在肝臟轉移時，當病人做超音波檢查發現腫瘤已經轉移到某處，透過經皮的酒精注射到腫瘤之中。

酒精注射主要是針對小於三公分的腫瘤，其效果較佳。不過目前這個方式較少人使用，因為酒精造成腫瘤壞死的程度為何，較難以掌握，還是以內視鏡黏膜下剝離術為主，將腫瘤切除是最好的方式。

在超音波的導引下，經由局部麻醉，用細針從皮膚進入，將針頭插入到腫瘤內，加上純酒精緩慢注入，注射過程中也要緩慢移動針頭，讓酒精能均勻、適量分布在整顆腫瘤及組織上。療程是單一注射完成，之後是否需要再打第二次、第三次，則要視病人的反應狀況，一般可以每週打兩次，或是四到六次，再評估它的效果。

又多了一項選擇，用熱能將腫瘤燒死！

射頻燒灼術（Radiofrequency ablation, RFA）是在超音波的導引下，找到神經內分泌腫瘤，插入電極針，利用射頻的能量，經由離子的激發產生熱能，直接燒灼腫瘤的部位，就會產生局部組織像是凝固性壞死，直接將腫瘤燒死，此種治療方式常用於肝臟轉移的腫瘤。

醫師會根據病患的腫瘤大小，選擇適合病患的手術方式。腫瘤在三．五公分以內的小顆腫瘤較適合射頻燒灼術，這種大小才能確保腫瘤能夠完全被燒死，越大顆的腫瘤，效果越不好，可能無法讓腫瘤全面地壞死，會有清除不完全的風險。

手術是治療的一種主要選擇，有些部位很難進行手術，或是位置接近血管不適合開刀切除，在種種條件限制下，射頻燒灼術提供醫師與病患另一種選擇，再加上這項治療方式不限於肝臟部位的神經內分泌腫瘤，肝癌也適合。當其他癌別腫瘤轉移到肝臟時，它是一種可考量的醫療技術。

不論是什麼治療，還是會有副作用存在。有些病患會出現發燒現象，或是燒灼後，腫瘤組織壞死，導致發炎反應，形成像膿包的狀態，有點像是肝膿瘍。

肝膿瘍的治療方式必須視情況而定，若是小顆就可使用口服抗生素治療；若肝膿瘍很大顆，就必須把它抽掉，或是放一個引流管把膿包引流出來，且要搭配抗生素持續治療。

因此，當病患做完燒灼術之後，必須要仔細觀察有沒有發燒、感染、腹部脹痛等現象，疼痛可用止痛藥改善，然而若是出現感染現象，則要使用抗生素協助控制病情，尤其病人燒灼部位靠近邊緣的話，例如橫膈膜邊緣，有別於肝臟沒有神經不會有痛感，燒灼產生的熱能會使得橫膈膜的肋膜感到疼痛。

總而言之，在神經內分泌腫瘤的早期階段，經過專科醫師評估之後，若能進行手術將腫瘤切除，還是最優先的選擇，甚至只有局部轉移，沒有遠端轉移，病人都還有很長的存活期。

解密
神經內分泌腫瘤

神經內分泌腫瘤的分化程度，影響治療方式

神經內分泌腫瘤檢測出來是G1、G2，或是G3階段，都直接影響到採取的治療手段，分化程度對應治療方法，很慶幸的是在神經內分泌腫瘤不同的分期，目前都有相對應的建議治療方式，可以讓病人有一個依循的方向。

如果檢查出來，神經內分泌腫瘤是在G1、G2的階段，其病程通常都很緩慢，手術切除或是藥物的控制都能有不錯的治療效果。

02 手術也清不乾淨了，怎麼辦？腫瘤遠端轉移的治療方式

如果神經內分泌腫瘤轉移到骨頭，或是腫瘤位置離血管很近、腫瘤位置太深了，則可以選擇放射性治療，特別適用於無法開刀、切除、剝離、化學栓塞術等方式的病人。

倘若神經內分泌腫瘤經由淋巴結或血液轉移至遠端，代表外科手術已經無法將腫瘤徹底切除乾淨，但神經內分泌腫瘤不同於其他癌別。

一般腫瘤遠端轉移，若轉移了，就幾乎不動手術的做法，神經內分泌腫瘤則是能夠切除的腫瘤，還是會盡量切除，只要腫瘤組織能夠減少，電燒、栓塞等治療方式都可以考慮，對於神經內分泌腫瘤的病情仍是有所幫助。

阻止運送養分，讓腫瘤餓死的TACE

肝動脈是供應肝臟腫瘤氧氣及養分的主要血管，經動脈導管肝臟腫瘤化學栓塞術（Trans-Arterial Chemo-Embolization, TACE），將化學藥物，或是微粒小球注入到病患的肝動脈血管中，把提供腫瘤營養的肝動脈血管堵住，可阻斷腫瘤氧氣及養分的供給，讓肝腫瘤細胞形成沒有血流的缺血狀態，或是腫瘤產生毒性，進而達到腫瘤壞死的效果。

這個手術方法是將肝動脈堵住，但無須擔心肝臟功能因此無法獲取養分而受損，因為正常肝臟的血流，只有四分之一來自肝動脈，其餘四分之三來自肝門靜脈，肝臟有肝門靜脈會提供肝臟所需的養分，不會影響病人肝臟的養分供給，而阻塞肝動脈可達到腫瘤無法獲取養分而壞死。

也因為肝臟主要給予養分的血管有這個特性，TACE主要用於肝臟部位的腫瘤，不論是原發性或是由其他部位轉移到肝臟，都可以用這個治療模式。針對無法手術的病人，經動脈導管肝臟腫瘤化學栓塞術是治療選項之一。

戰勝NET臨床案例

肺部非典型類癌轉移至肝臟的小和

五十五歲的小和並沒有明顯症狀，曾在二〇一四年九月在家中跌倒，被送往醫院急診，透過胸部X光片的檢查，意外發現左肺葉有一個陰影，於是轉診到胸腔科進一步檢查。

手術切除後復發，使用TACE搭配化學治療

透過肺部電腦斷層發現在左上肺葉有一顆三．三公分的腫瘤，初步懷疑是肺癌，經過一番檢查之後，只有肺部那一顆腫瘤，因此幫他轉到胸腔外科進行腫瘤切除手術，再進一步做病理組織，發現是屬於神經內分泌腫瘤G2階段，即為「肺部非典型類癌」，癌症分期為第1B期。由於腫瘤已經整顆切除，後續只要定期門診追蹤。

隔了將近一年之後，小和回門診追蹤，發現肝臟有一顆腫瘤大約四．五公分，其他部位並沒有發現腫瘤的蹤跡，所以同樣在二〇一五年透過外科手術將它切除掉，病理報告顯示依舊是一個G2階段的神經內分泌腫瘤，判斷是由肺部非典型類癌轉移所造成的復發。肺部腫瘤切除之後，因為是隔了一年又復發的狀態，於是在肝臟腫瘤切除後，建議持續進行追蹤。

相隔半年，小和的肝臟又冒出兩顆小腫瘤，因為之前已經做過手術，再次手術的話，雖然肝臟具有再生能力，但肝臟組織沒辦法承受一再切除，因此使用經動脈導管肝臟腫瘤化學栓塞術。

由於病人復發的速度較快（rapid progression），跟病人討論過後，建議做鉑金加癌妥滅的化學治療當加強性治療，後續也申請體抑素持續治療，他的狀況也逐漸穩定下來，目前維持追蹤檢查及體抑素治療。

過度醫療是一種傷害

「醫生，怎麼會轉移呢？當初你是不是沒有把腫瘤根除啊？」

在醫療倫理的考量下，醫院不會過度醫療，因為過度醫療對病人的身體其實是一種傷害，小和的案例一開始是肺部非典型類癌第1B期，在肺部腫瘤切除手術後，只需要定期追蹤複查即可，不需要接受化療，不管是在學理上或是實際臨床診治來說，若不需要就不會讓病患做化療。

但當病患在一年後出現腫瘤復發或轉移，就會開始質疑醫師當初是否少做加強治療？其實不然，在當下的病況診斷上，根據腫瘤標準治療準則進行腫瘤治療，本質上是為了保護病人的身體健康所採取的措施，不希望造成病人身體過度的傷害。

假使民眾不瞭解的時候，就會造成醫病之間的誤會。如同民眾若不瞭解安寧緩和醫療的理念與精神，很可能誤以為它就是放棄治療，這是對於醫療體系與治療方式一個相當大的誤解。

放射性治療適合無法開刀的患者，化療適合G3階段的患者

如果神經內分泌腫瘤轉移到骨頭、腫瘤位置離血管很近，或是腫瘤位置太深，可以選擇放射性治療，特別適用於無法開刀、切除、剝離、化學栓塞術等方式的病人，放射性治療的廣度會比較大，利用放射線照射腫瘤，使腫瘤量減少達到壞死的效果，對於神經內分泌腫瘤的治療也有所幫助。

除了放射性治療，化療也是治療選項之一。

「每一種神經內分泌腫瘤都適合做化療嗎？」一名正在與醫師討論治療方式的神經內分泌腫瘤病患疑惑地問。

化療通常是G3階段的神經內分泌癌，即細胞分化不好的神經內分泌腫瘤之病人的首選，而不是選擇體抑素治療或是標靶藥物，化學藥物效果才是最佳的選擇。另外，對於惡化進展快速的病人，即使屬於G2的神經內分泌腫瘤，其腫瘤量明顯增加或快速生長，也可以選擇化療的治療處方，如胰臟的神經內分泌腫瘤。

當腫瘤屬於G3的神經內分泌癌時，對於體抑素或是標靶藥物的效果就一定不好嗎？不一定，神經內分泌腫瘤的異質性（heterogeneous）很大，如果能夠透過手術將整顆腫瘤拿下來，全貌就會看得很清楚，不過，也可能有很不一樣的變異。

「像是整顆腫瘤都分化大於十顆以上嗎？」事實上並不全然，有些分化不多，有些分化多，好壞不一定。也就是說，如果有些病患沒辦法把整顆腫瘤切除下來，只會進行局部切片，切下來的病理組織結果可能是G2，但是搞不好旁邊的部分是G3也說不定。所以，即使有些病患檢驗出腫瘤處在G1或G2階段，病程卻快速惡化與進展，就要考量是否再做一次切片檢驗，當體抑素跟標靶藥物的效果不好，可能是因為切片組織外的腫瘤部分屬於比較惡性的G3階段，就要趕快轉換成化學藥物治療的方式。

甚至有病人檢驗出來屬於G3分化不好的階段，但腫瘤某些部分是G1、G2，因此對化療效果沒那麼好，改用體抑素或標靶藥反而更有幫助，因此用藥都必須視病人對治療方式或藥物的反應來加以應變，這是在治療過程中需要考量的地方，有賴醫師的專業及經驗進行判斷。

解密

神經內分泌腫瘤

為什麼要做病理組織切片？

病理組織切片可以幫忙區分腫瘤的原發位置在何處，例如從病人的脖子上取得淋巴結組織，檢測出有神經內分泌腫瘤之後，進一步就是要尋找它的源頭在哪裡。

根據研究指出，可以藉由病理組織 CDX2 染色，發現它是陽性，可能腫瘤源頭是腸胃道；若是 ILS-1 或 PDX-1 是陽性，可能腫瘤來自於胰臟。我們可以利用病理組織染色，來區分腫瘤的源頭在哪裡，進而提高診斷的準確性。

確認腫瘤原發位置很重要的原因在於，用藥的選擇上，得以讓治療更加精準，而且有些藥物只針對某部位（例如：胰臟、腸胃道或肺臟），才具有健保給付的資格。

有時候病理組織切片檢查，細胞到底分化好或不好確實很難判定，若 mASH 是陽性的話，代表是分化比較不好的，屬於 G3 階段；若 neuroD 是陽性的話，表示是細胞分化好的，屬於G1、G2階段，透過這幾個指標證實腫瘤屬於分化好還是分化不好的。當病人病理組織的結果顯示 neuroD 是「陽性」的話，表示他的神經內分泌腫瘤是分化比較好的，用藥就可以選擇體抑素治療，例如善得定或舒得寧。

白血球、副作用、肝炎，化療前要注意……

化療的首選組合是鉑金加癌妥滅，但鉑金類藥物會引起嘔吐、耳毒性、腎毒性等副作用，若病人的聽力不好，對於耳毒性的反應可能更強烈，嚴重時甚至會導致失聰；腎功能不好的病人，腎毒性也可能更為劇烈，因此會捨棄這類藥物的投藥，而是採用另一種具備同樣功能的卡鉑（Carboplatin）取代。卡鉑的整體效果微弱於鉑金，但它的腎毒性比鉑金來得小。

這些都是在治療之前，醫師要特別注意的部分，要視病人的整體狀況，做用藥的調整。

由於鉑金是高致吐性的化療藥物，會搭配具有止吐作用的緩解藥物，如強效止吐針 5-HT3 receptor antagonists，這是針對高致吐性的化療藥，可搭配使用，而且健保有給付。

癌妥滅的副作用，除了先前提到的嚴重掉髮外，它也容易抑制骨髓，造成病人的白血球數值驟降。一般來說，打化療的時候，基本上白血球的總量要三千顆以上，至於可以打仗的白血球，即嗜中性球（Neutrophil 或 Neutrocyte）比例要超過一半，數量約在一千五百顆以上，較適合進行化療。化療是全身系統性的治療方式，因此，在打化療藥物之前，醫師必須評估病人白血球是否達標，才可以繼續接下來的療程。

通常在病人打了化療處方之後，醫師會觀察血球數量的變化，因為這個處方是三個禮拜打一次，一般而言，在化療打完的七到十天內，通常是白血球降到最低的時候，所以在第一個禮拜會請病人回門診抽血檢查，若白血球掉得太多，病人的免疫力可能會下降，容易被感染、口腔黏膜破損等，這是癌妥滅比較常見的副作用。

此外，進行化療之前，也會檢驗病人有無B型肝炎、C型肝炎的問題，若是B型肝炎帶原者，化療前會讓病人搭配服用抗B肝的用藥，避免病人在治療期間免疫力下降，B型肝炎病毒過於活躍，導致猛爆性肝炎，B肝目前尚未有痊癒的治療方式，因此需要持續追蹤病人的狀況。至於C肝的病人，目前有一些抗C肝病毒的藥物治療，而且是能夠痊癒的治療方式，如果病人真的有C肝的問題，也可以尋求腸胃科醫師的協助。

此外，副作用的告知、確認病患健康狀況等，進行化學藥物治療之前，都需要提醒病人及其家屬該留意的部分。

解密
神經內分泌腫瘤

第一線用藥VS.第二線用藥，兩者差在哪？

若病人對於第一線的化療用藥——鉑金加癌妥滅的反應不佳、效果不好或產生抗藥性的話，就只能改換第二線的化療藥物，通常會改為FOLFOX（Folinic acid/Fluorouracil/Oxaliplatin）、FOLFIRI（Folinic acid/5-FU/Irinotecan）、TEM/CAP（temozolomide/capecitabine），或是臨床試驗藥物。

用藥為何會區分第一線、第二線呢？第一線用藥通常代表治療效果最好，是臨床上首選的標準治療方式，而且目前健保大都有給付第一線用藥；但有些病人對第一線用藥反應不佳，腫瘤無法獲得控制時，只好退而求其次，再嘗試第二線用藥。然而第二線用藥的效果可能不是那麼直接，再者，它並非主要的治療方式，所以有些健保有給付，有些則必須自費。因此整體評估後，在各種情況的限制之下，才會選擇第二線的用藥。

海軍在任務中途昏迷，竟是嗜鉻細胞瘤

「我的腿常常會感到麻麻的，腹脹持續了好幾個月……。」一名三十歲的男性職業軍人愁眉苦臉地說。

根據他的病歷來看，症狀是雙下肢會麻、腹脹，一開始有到醫院就診及檢查，懷疑是否為腰椎出了問題，猜測是腰椎第四節、第五節脊椎盤突出（Herniated Intervertebral Disc, HIVD），因此做了一些復健治療，但臨床症狀仍未改善。

據他描述，在二〇一八年三月出海執行任務時，聽到骨頭「啪」一聲，接著就倒地無法起身，緊急靠岸送到宜蘭區域醫院，在那裡做了腰椎核磁共振，發現腹部有一顆大腫瘤，以及多節脊椎轉移，於是轉到我們醫院接受後續治療。

經過檢查，腹腔有一顆約八、九公分的大腫瘤，又轉移到多處脊椎

的骨頭上，是屬於轉移性的神經內分泌腫瘤。通常病人腰椎某一節神經被壓迫得很厲害，就會出現肢體麻痺、無力的症狀。神經外科醫師都會進行脊椎減壓，在減壓過程中，順便組織取樣進行病理組織檢查，當時就做了切片檢查，發現是嗜鉻細胞瘤（pheochromocytoma），確診為功能性的神經內分泌癌，具有典型的血壓飆高等症狀，為細胞分化不好的G3階段。

強烈化療副作用，換成第二線化療藥物

神經外科醫師先針對腰椎做減壓、腫瘤清除，但是腫瘤已經轉移到很多地方，無法清除乾淨，而且腹部腫瘤跟血管接在一起，無法開刀切除，於是選擇鉑金加癌妥滅的化療組合。療程需要連續施打三天，但是病人對於癌妥滅有明顯的副作用，嘔吐得很厲害，還有過敏現象，只好搭配抗過敏的藥物與止敏吐藥物，緩解病人的副作用與不適。

通常在接受化療三個月後，會安排影像檢查再評估一次。根據電腦斷層結果，發現腹部主要腫瘤部分雖然沒有縮小，但有液化的現象，腫

瘤大小可能跟原先差不多，但裡面都是水水的，這是一個好現象，且臨床症狀也有顯著改善。

「醫生，我做接受癌妥滅治療時，身體很不舒服，能不能換另一種藥物？」由於病患目前的狀況比較穩定，與本人和其家屬招開家庭會議討論藥物的利弊後，改成第二線的化療藥物——好復（Fluorouracil, 5-FU），之後的治療處方變成鉑金加好復，每三個星期打一次化療，所幸治療效果都不錯，目前治療已持續兩年多。

另外，在轉移的脊椎處部位，除了做減壓手術動作外，局部還是要再做放射性治療，放射腫瘤科醫師會針對腫瘤病灶處及病人感覺到最疼痛的地方，進行緩和放射性治療。病患可能還有很多處都有轉移，但不見得每一處都要去接受放射性治療，因為該處並沒有出現明顯的疼痛感，既然病人有接受系統性的治療，就由化療藥物進行整體的控制。從二〇一八年至今，病人持續接受化療藥物治療。

口服標靶藥物，治療神經內分泌腫瘤

目前臨床上針對神經內分泌腫瘤的標靶藥物有兩種，第一種是癌伏妥（Afinitor，學名 Everolimus），第二種是紓癌特（Sutent，學名 Sunitinib）。

◆**癌伏妥：**依據大型臨床實驗證實，它對於分化良好的G1、G2階段神經內分泌腫瘤有效，不過只有胰臟部位的神經內分泌腫瘤，健保才有給付。不過，在二〇一九年十月一日起，健保局也把腸胃道及肺部的神經內分泌腫瘤都納入健保給付了！

然而，癌伏妥並不是可以馬上就使用的標靶藥物，其使用條件須為分化程度良好的G1、G2階段神經內分泌腫瘤，而且過去十二個月的影像檢查呈現持續惡化的結果。

◆**紓癌特：**它是不同的標靶藥物，用藥條件和癌伏妥雷同，在大型臨床實驗也證實它對治療神經內分泌腫瘤有效，但僅限於胰臟可以使用，同樣有健保給付。

不過，紓癌特並不是可以馬上就使用的標靶藥物，使用條件須為分化程度良好的G1、G2階段神經內分泌腫瘤，而且過去十二個月的影像檢查呈現持續惡化的結果。

另外，還有一種抑制血管增生的癌症標靶藥物，第一代抑制血管增生的癌症標靶藥物主要為癌思婷（Avastin，學名 Bevacizumab），能夠抑制內皮細胞生長因子（VEGF），其為與血管內皮生長因子 A（VEGF-A）結合的單株抗體，可抑制到血管內皮生長因子受體 2（VEGFR2）；而第二代抑制血管增生的癌症標靶藥物為柔癌捕（Zaltrap，學名 Aflibercept），由於柔癌捕是含血管內皮生長因子受體 1 和受體 2 的融合蛋白，因此，除了可與血管內皮生長因子 A 結合之外，亦可以與血管內皮生長因子 B 及胎盤生長因子（Placental growth factor, PIGF）結合，達到更全面性的抑制效果。

以上所提到能抑制血管增生的癌症標靶藥物，健保目前尚未給付，因此經過專科醫師整體評估後，病患如果有需要，可以自費開立使用。

G3肺部神經內分泌癌，採抑制血管增生藥物療法

一位六十五歲的男性滿臉愁容地走進我的診間，據他描述，因為胸悶、胸痛，於是到胸腔科門診就診。

他已經胸痛長達三個月，照了X光片後，發現肺部右上肺葉有一顆腫瘤，進一步做電腦斷層發現，在縱膈腔也都有淋巴結的轉移，接著檢查身體其他地方有沒有受到腫瘤影響，連肝臟也發現有很多顆腫瘤，代表已經出現轉移現象。根據肺部腫瘤的切片病理報告顯示，是一個G3階段的肺部神經內分泌癌，治療方式以化療為主。

抑制血管增生標靶藥物，對G3階段有效

「醫生，我看網路說有一些標靶藥物可以讓治療效果更好，能不能再加一些藥物，讓治療效果可以更快更好？」

針對目前現有的醫學臨床研究證實，有提到的標靶藥物，如紓癌特（Sutent）與癌伏妥（Afinitor），對G1、G2的神經內分泌腫瘤治療效果較佳，若是針對神經內分泌癌在G3階段的話，特別提到抑制血管增生的標靶藥物，是有其效果。

與病人跟家屬討論過後，他們同意自費施打抑制血管增生的標靶藥物──柔癌捕，為第二代抑制血管增生的癌症標靶藥物，藥效較強。由於柔癌捕是含血管內皮生長因子受體1和受體2的融合蛋白，因此除了可與血管內皮生長因子A結合之外，還可與血管內皮生長因子B及胎盤生長因子結合，達到更全面性的抑制效果，美中不足的是目前健保並沒有給付，需要自費施打。

一般非遠端轉移的晚期腫瘤治療，在手術切除腫瘤完之後，會再做一些加強的化療，這些化療期程都有固定的次數和時間。但如果是已經遠端轉移的腫瘤，則評估是沒有辦法痊癒，所以也無法確認要做幾次就可以停止，以這位G3轉移性神經內分泌癌個案為例，一般都是先進行一個完整療程，頻率是三個禮拜打一次化療，一次就是三天的化療加一天的標靶藥物柔癌捕，接受四次治療時間共達三個月，療程結束後會再次做影像檢查，比較腫瘤的大小，評估腫瘤消除的狀況為何，確認藥物是否有效果。

化療有效，能把療程間隔拉長嗎？

這位病人第一次進行化療的療程是二〇一八年三月，三個月後的初次影像評估，肺部腫瘤跟肝臟腫瘤都有明顯縮小，表示化療加上標靶藥物是有效果的，於是就持續進行這個治療處方，而病人及家屬也都相當配合治療。

直到二〇一九年三月，再次幫他做正子影像檢查，不管是肺臟或肝臟的腫瘤、轉移的地方等，在在顯示腫瘤細胞的活躍性幾乎沒有了，腫瘤整個都消掉了。因此，病人與家屬詢問是否可以把療程間隔拉長，或是治療行程稍作減緩，做一些調整……。

轉移性腫瘤並沒有絕對的標準治療流程，每個個案都是個別化的治療計劃，在考量讓我們所愛的病患得到最好的照護之下，接受哪種治療都是我們共同的抉擇，沒有對或錯，決定了就繼續往前邁進，因此家庭會議的召開是很重要的一個環節。

強烈副作用，再次調整治療方式

回到個案的治療處方，鉑金沒有口服的化療藥，都是針劑型，但癌妥滅有口服的化療藥，於是我們將癌妥滅改成口服的化療藥，標靶藥物柔癌捕也持續使用。

然而，病人對於口服的癌妥滅有強烈的副作用反應，在臨床上也發現口服的癌妥滅似乎比施打的癌妥滅，更容易引起副作用，造成病人的不適及白血球低下症。

只好又再調整治療方式，把癌妥滅改回用注射施打的癌妥滅，但把整體劑量減少，特別是鉑金若持續施打的話，是有藥物極量限制的，對於耳毒性及腎毒性太過強烈，所以我們讓病人只施打減量的癌妥滅，加上標靶藥物柔癌捕，目前持續保持穩定狀態中。

體抑素與標靶藥物合併治療的小文

小文同時罹患糖尿病以及高血壓，就診原因是出現腹部不適的症狀，以及消化不良，於是到腸胃科求診，儘管胃鏡、大腸鏡都做了，卻沒發現任何異狀，只有胃潰瘍跟十二指腸潰瘍，另外還有噁心、嘔吐、腹瀉、體重快速減輕等症狀，且症狀持續發生。

因此，腸胃科醫師幫他安排腹部電腦斷層，希望可以經由詳細檢查找出原因，結果在肝臟位置發現很多顆結節。不過，到底是原發肝癌，或轉移造成的腫瘤，則需要再進一步的檢查與評估。

另外，在胰臟的位置也有看到一顆腫瘤，由於身體的膽固醇、油脂類的消化，都需要胰臟分泌胰液幫助消化，因此胰臟的腫瘤也可能會造成消化功能的異常。

於是，我們幫他做了肝臟及胰臟切片檢查，病理報告證實是胰臟的神經內分泌腫瘤，跟蘋果創辦人賈伯斯一樣，屬於G2階段，肝臟是遠端轉移過去的，臨床分期為第四期。因為在G2階段，體抑素藥物（善得定、舒得寧）的健保申請都予以給付，若治療效果不好，才會進一步考慮標靶藥物，健保也才會給付。

由於小文有保險可以給付，於是他除了申請健保給付的善得定之外，另外又自費吃口服的標靶藥物紓癌特，兩種治療方式合併使用，治療效果就很好，從二〇一七年至今，病人的腫瘤有變小的跡象，疾病是部分有效（partial response），而臨床症狀也都有明顯的改善。

03 互相搭配，效果更好！

神經內分泌腫瘤的治療方式

對於已經發生轉移的 G1、G2 神經內分泌腫瘤患者，目前可使用體抑素進行治療。

體抑素對於功能性或非功能性神經內分泌腫瘤都有顯著的效果，表示體抑素不但對內分泌高度異常導致的症狀有改善效果，對於抑制無顯著症狀之非功能性神經內分泌腫瘤的生長，也有其效果。

「開刀、化療、標靶治療之外，還有哪些是我可以做的治療方式？」

除了傳統的放化療之外，醫學科技的進步，也有許多針對神經內分泌腫瘤效果很好的治療方式，在這篇章節將一一介紹。

體抑素治療，臨床驗證有效！

神經內分泌腫瘤會在腫瘤上表現出生長抑制素受體（somatostatin receptor, SSTR）的反應，可透過病理切片檢測出來，是確診的重要指標之一。透過病理組織的切片染色，病理報告顯示病人在SSTR檢測上有高表現，屬於分化好的神經內分泌腫瘤，可以使用體抑素進行治療，如果病人的病情得以獲得控制的話，只需每個月固定施打體抑素，並持續追蹤即可。神經內分泌腫瘤區分為功能性與非功能性兩者，SSTR既然為生長抑制素受體，表示對於功能性神經內分泌腫瘤較有效果，對於非功能性神經內分泌腫瘤，則效果不佳？

實則不然，不論是功能性或非功能性神經內分泌腫瘤，體抑素對於兩者都有顯著效果，表示體抑素不但對內分泌高度異常導致的症狀有改善效果，對於抑制無顯著症狀之非功能性神經內分泌腫瘤的生長，也有其效果。除此之外，細胞分

分化良好的神經內分泌腫瘤

非功能性

體抑素：
平均疾病進展時間為 27.14 個月
安慰劑：
平均疾病進展時間為 7.21 個月

功能性

體抑素：
平均疾病進展時間為 14.30 個月
安慰劑：
平均疾病進展時間為 5.50 個月

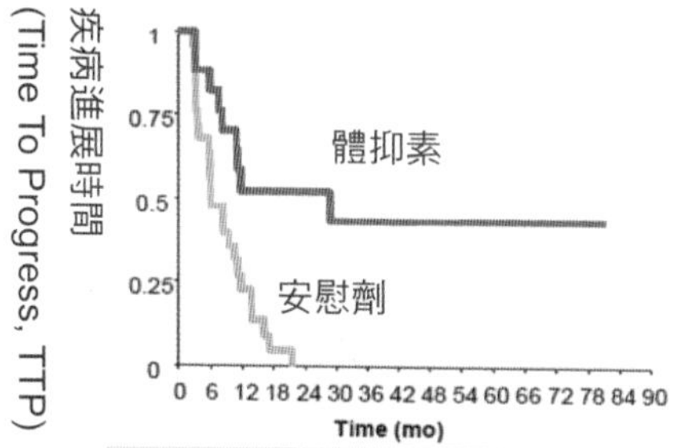

P=0.0008; HR=0.27 (95% CI: 0.12–0.61)

有顯著意義

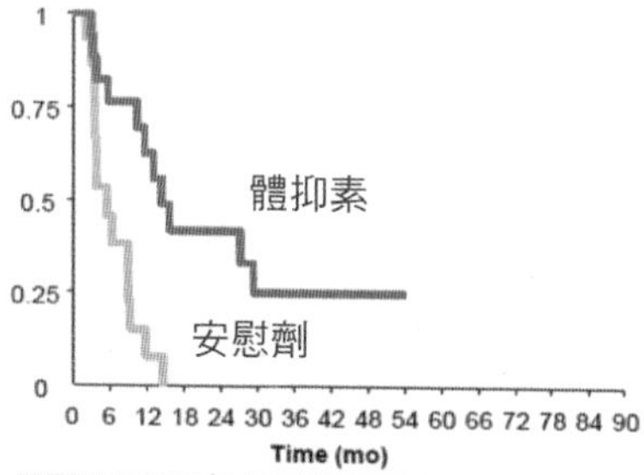

P=0.0007; HR=0.23 (95% CI: 0.09–0.57)

有顯著意義

資料出處：
1.Rinke A, et al. J Clin Oncol.2009;27:4656-4663
2.Arnold R,et al.J Chin Oncol.2009;27(suppl):15s;bstract 4508.A

化好的神經內分泌腫瘤（G1、G2），體抑素的治療效果也較佳；細胞分化不好的G3，體抑素的治療效果變得較差，可能必須選擇化療等方式進行治療。目前市面上主要的長效性體抑素藥物，以 Octreotide（Sandostatin，善得定）和 Lanreotide（Somatuline，舒得寧）兩種藥物為主。兩者都有健保給付，也都有臨床實驗證實，對於治療轉移性分化好的神經內分泌腫瘤有顯著效果：

◆**善得定（Octreotide）**：對於治療患有功能性症狀的胃、腸、胰神經內分泌腫瘤的患者、治療晚期間腸（mid-gut），包含十二指腸、空腸、迴腸、盲腸、闌尾、升結腸的患者，或原發部位不明、分化良好之G1、G2階段都有不錯效果。

◆**舒得寧（Lanreotide）**：針對具有功能性症狀，且無法手術切除者，適用於治療無法切除、分化良好或中度、局部進展，抑或是轉移性的神經內分泌腫瘤患者。目前善得定及舒得寧都是臨床上使用已久，而且證實有效的體抑素藥物，由醫師根據病人臨床狀況開立處方，申請健保給付用藥。

注射體抑素，病情獲得顯著控制的小芳

四十歲的小芳也是從他院轉來，主要症狀是背痛、骨頭疼痛等，但都查無病因，歷時三、四年的時間，緩慢走向癌變。

透過切片報告顯示，罹患了副神經節瘤，後來做正子影像檢查，發現肺臟、肝臟、骨頭到處都有轉移了，但屬於分化好的G2階段，於是利用長效性的體抑素藥物（即善得定）幫她進行治療。善得定可以申請健保給付，於是小芳每個月到醫院施打體抑素，直到現在已經四年多了，狀況一直都很穩定，腫瘤沒有太大變化。

如果未來肽受體－放射性核素治療（Peptide Receptor Radionuclide Therapy，PRRT療法）被核准，可以引進台灣的話，病人找不到原發部位腫瘤的狀況，也許可以獲得部分解決與改善，只要有機會找到腫瘤的原發位置及切片確診，就可以提早接受相關的治療藥物來控制病情。

戰勝 NET 臨床案例

良性腫瘤變大變色，還遠端轉移到肝臟的小彬

小彬是五十三歲的已婚男性，兩年前在右側鎖骨上的位置摸到一顆不會痛的腫瘤，一開始只是覺得腫腫的，便到其他家醫院做了針扎病理檢查，檢查結果沒有發現異常，是良性的腫塊，就沒有再加以理會。

直到最近發現該腫塊有變大的跡象，甚至顏色出現變化，於是小彬來到我們醫院就診，再進行一次檢查，這次做了病理組織切片，因為只有病理科的醫師才有辦法做更多的組織染色，做更詳細的檢查及鑑別診斷。後來發現是神經內分泌腫瘤，腫塊大約二．四公分，屬於G1階段，腫瘤能切除就切除，不能切除可以搭配體抑素藥物或放射性治療進行治療。

通常腫塊在第一時間沒有檢查出癌變，有可能是因為針扎的樣本不夠，沒有擷取到足量的病理組織，可能只扎到細胞組織（cell）的部分，因此若出現不明的腫塊，建議持續觀察與追蹤，有任何異常要馬上求診，

才不會錯失治療的黃金時間。

通常醫師確診完後，要做癌症分期，看看腫瘤有沒有轉移到其他地方，小彬自費做了正子影像檢查，發現左邊骨盆腔的淋巴結也有腫瘤侵犯反應，肝臟裡面也有兩、三顆的腫瘤，表示已經出現遠端轉移了，癌症分期屬於第四期。經過評估與討論之後，鎖骨位置是只有單一顆腫瘤，腫瘤切除即可；至於肝臟部分，因為分屬於左肝及右肝，較為分散，因此經由多專科團隊會議建議，則是使用放射性治療（電療）；最後再幫他申請健保給付的體抑素進行治療，固定每個月來醫院打皮下針。

三個月的追蹤檢查，鎖骨位置腫瘤已切除，沒有再看到腫瘤復發，而肝臟位置的腫瘤也有明顯改善，目前只需要持續施打體抑素的皮下針，目前病情是獲得穩定的控制。當然，最重要的還是持續定期追蹤，千萬不可掉以輕心。

年事已高的奶奶，小腸神經內分泌腫瘤遠端轉移

七十二歲的奶奶從二〇一七年一月開始就出現腹痛、食慾不佳的症狀，於是到三總澎湖分院就診，經過醫師臨床評估及腹部電腦斷層檢查後，發現腹腔裡面有很多淋巴結腫起來。

當時從影像看到這些淋巴結怪怪的，於是外科醫師利用手術把它切除掉，把組織送到病理檢查後，才發現是G2階段的小腸神經內分泌腫瘤，由於位置在小腸上，因此影響到腹腔的淋巴結，當時的分期是T4N1，沒有遠端轉移，屬於第三期。

二〇一七年二月奶奶在澎湖接受手術之後，醫院將她轉到內湖三軍總醫院，安排加強性的化療，即鉑金加癌妥滅的組合治療，但她已經七十二歲了，根據體力狀況，在治療劑量上做了一些調整。

曾做過手術，改以體抑素治療

然而，過了一年，奶奶又出現腹部不適與嚴重腹瀉的臨床症狀，在澎湖分院進行影像檢查，發現腹腔內的淋巴結又有變大的跡象，疑似腫瘤又復發了，只好再轉回內湖總院進行詳細評估。

因為神經內分泌腫瘤是異質性，所以不能排除是否跟其他腫瘤混合（MiNEN），又擔心病情發生變化，於是進行切片檢查，證實病理報告顯示神經內分泌腫瘤仍處在G2階段。

這次回診也有明顯的臨床症狀，如腹痛、嚴重腹瀉，屬於有症狀的功能性神經內分泌腫瘤，只是腫瘤已經侵犯了整個腹腔，加上她之前已經開刀過、病人的年紀也大了，不太適合再做手術，腹腔可能已經沾黏得很厲害，而且病患又住在澎湖離島，經過整體評估後，決定協助奶奶申請健保給付的體抑素藥物舒得寧治療。

治療三個月後的評估，腫瘤明顯縮小了，而且臨床症狀也獲得改善。至今奶奶還在持續治療中，每個月打一針皮下針的舒得寧，狀況都相當良好，沒有副作用，更令人開心的是腹痛、腹瀉的狀況也都獲得改善了。

神經內分泌腫瘤的福音——PRRT療法

神經內分泌腫瘤的早期治療主要以手術切除為主，其他輔助治療則包括化療、標靶藥物治療、射頻燒灼術等。近年來，胜受體－放射性核素治療（Peptide Receptor Radionuclide Therapy，PRRT療法）受到不少神經內分泌腫瘤患者的關注。

PRRT療法是一種生長抑素受體的治療方法，透過腫瘤細胞表面過度表達特異性的生長抑制素受體，接上核種Ga-68。

透過Ga-68元素的顯現，它對於腫瘤的顯現程度更為敏銳，可以將腫瘤組織侵犯部位看得更加清楚，甚至連神經內分泌腫瘤有百分之二十是原發部位不明的狀況，都可能透過Ga-68被檢查出來！這是一種滿精準的診斷方式，之前是透過台大醫院去申請Ga-68放射性核種做檢查，但僅限於檢查，尚無法治療，自費大約要十萬元。

另外一個核種是Lu-177DOTA-TATE（Lutathera）的元素，則具有治療效果，打進體內後會連結上腫瘤，它不只能將腫瘤顯影出來，藥物更是可以直接找到腫瘤將之攻擊、殺死，效果很明顯，比較可惜的是，這項治療方式的費用很貴，且因為核種的因素國內目前尚沒有引進。

由於ＰＲＲＴ療法也必須透過生長抑制素受體作為介質，對於細胞分化好的G1、G2階段的神經內分泌腫瘤，同樣是治療效果較為顯著，如果細胞分化不好，生長抑制素受體顯現不明顯，進而影響ＰＲＲＴ的治療效果。

這個ＰＲＲＴ療程需要做二到四次，每次間隔需兩至三個月，整個療程做完之後，還要經過醫生臨床評估與檢查確認療效，有些病患反應良好，可能能夠維持數年不會再復發，只須保持穩定追蹤即可。

ＰＲＲＴ療法常見的副作用與化療的副作用很像，可能會傷害血球、腎臟、肝臟，還會感到噁心、嘔吐、腹痛，以及掉髮等。

截至二〇一七年為止，全球已經有數個國家可以實施此療程，目前在國內暫時沒有醫療機構可以實施ＰＲＲＴ療法，通常病患都要透過一些管道到新加坡進行治療，主要受限的因素就在於核種Ga-68及Lu-177的取得，需獲得相關核能單位的核准，在台灣神經內分泌腫瘤學會的黃燦龍理事長大力聯繫與推動下，在不久的未來便可能會引進台灣，相信這將是神經內分泌腫瘤病患的一大福音。

戰勝NET臨床案例

罹患肺部非典型類癌，且有肝轉移的阿嘉

六十歲的阿嘉在健檢時，發現肺部有一顆腫瘤，由於他是易過敏體質，經常打噴嚏、流鼻涕（慢性鼻炎），但這樣是不是神經內分泌腫瘤的好發族群？也是未知數，只是有一些可能性。透過X光片在肺部發現腫瘤，大約三至四公分大小，腫瘤躲在心臟後面，沒那麼明顯。

此外，他的體檢做得很完整，包括腹部超音波、胃鏡、大腸鏡等，在肝臟位置發現很多顆小顆的結節，懷疑肝臟有轉移的情況。先針對肺部做了切片，也對肝臟做了穿刺，兩份報告都顯示他罹患肺部非典型類癌，即肺部的G2神經內分泌腫瘤，並且有多處肝轉移，分期為第四期。

因為肺部的腫瘤是單一顆，採取開刀切除的方式；肝臟位置則是使用射頻燒灼術（RFA），且幫他申請體抑素藥物善得定的健保給付，在使用注射肌肉內的體抑素藥物幫他進行治療，症狀穩定了一年多，再

次追蹤發現肝臟的腫瘤又變得更大了。剛好二〇一九年十月通過口服的標靶藥物癌伏妥（Afinitor）運用在肺的神經內分泌腫瘤的健保給付，於是幫病人申請了健保給付。

阿嘉開始吃癌伏妥進行治療，一顆五毫克，一天得吃兩顆。但是在服用藥物後，他的口腔黏膜變得容易破損，甚至引起發燒，經過與病患討論後，將標靶藥物減量為一天只吃一顆，副作用就有明顯的改善，而針對變大顆的肝腫瘤部分也有接受放射性治療局部治療，三個月後的影像評估，疾病是部分有效（partial response），目前持續服用癌伏妥治療中。

解密

神經內分泌腫瘤

麩醯胺酸具有修補口腔黏膜的功效？

麩醯胺酸屬於食品類，並不是醫藥類，所以一般藥房都可以買得到，有些人服用了覺得有效、有些人則無效。

整體而言，針對口腔黏膜破損、末稍神經會麻痺，有些人服用麩醯胺酸可以改善臨床狀況，因此建議都可以試看看，但不代表適用於每個人。

在接受腫瘤治療的情況下，此時服用麩醯胺酸對身體是沒有害處的，有些人的確可以縮短口腔黏膜破損的時間，或是延緩口腔黏膜破損的時間，甚至具有修補口腔黏膜，並改善末稍神經麻的症狀的功效，病人可以自由做選擇。

神經內分泌腫瘤治療的有效利器——免疫藥物治療

近兩年來，免疫藥物治療是腫瘤治療上進展最快的領域，但健保還沒有給付到神經內分泌腫瘤。

《戰勝頭頸癌：專業醫師的全方位預防、治療與養護解方》（陳佳宏醫師著，博思智庫出版，二〇一九年五月）一書中提到，腫瘤的免疫治療以抗 PD-1/PD-L1 為主，PD-1 主要是吉舒達（keytruda，學名 pembrolizumab）、保疾伏（Opdivo，學名 nivolumab）；PD-L1 則是有癌自禦（Tecentriq，學名 Atezolizumab）、百穩益（Bavencio，學名 Avelumab）、抑癌寧（Imtinzi，學名 Durvalumab）。

目前針對百穩益免疫藥物治療的話，在適應症上，百穩益可以用來治療默克細胞癌（或稱之為原發皮膚的小細胞癌），它也是分屬在神經內分泌腫瘤中，是長在皮膚上的小細胞癌。依據最新免疫藥物健保給付公告，自二〇二〇年六月一日開始，針對先前已使用鉑金類化學治療失敗後，又有疾病惡化之轉移性第四期默克細胞癌之成人患者，百穩益可以申請健保給付。

依據目前醫學研究的瞭解來看，分化好的神經內分泌腫瘤的 PD-L1 表現是較低的，使用免疫藥物治療效果不好，然而分化不好的神經內分泌腫瘤的 PD-L1 表現是較高的，所以使用免疫藥物治療效果不錯。另外，若是神經內分泌腫瘤本身的腫瘤基因突變比較厲害，免疫藥物效果也會好一點。

當然，仍需要更多的臨床試驗，來證實免疫藥物對哪些神經內分泌腫瘤病患較有效果，或找出更有臨床意義的生物標記，進而篩選出最適合免疫藥物的神經內分泌腫瘤病患。

解密
神經內分泌腫瘤

不只化療，免疫藥物治療也可以延長小細胞肺癌患者的生命！

小細胞肺癌屬於G3階段，首選治療方式便是化療。目前根據一項第三期 IMpower133 的大型臨床試驗研究結果顯示，對照組是鉑金加癌妥滅的組合治療，另外一組是鉑金加癌妥滅，再加上免疫藥物癌自禦（Tecentriq，學名 Atezolizumab），研究發現治療效果很好，不管是疾病穩定的存活期（progression-free survival, PFS）或是總生存期（Overall survival, OS），都有顯著的延長。

根據另一個大型的多國、多中心第三期臨床試驗 CASPIAN 也發現，使用免疫藥物抑癌寧搭配鉑金加癌妥滅，跟對照組相比能有效延長總生存期，且兩年的無疾病惡化存活期，更能上升三倍以上，整體的藥物反應率，在加上抑癌寧後可以再提升百分之十。

過去二十年來，關於小細胞肺癌的臨床試驗都以失敗告終，然而，振奮人心的是去年最新的研究成果——IMpower133 和 CASPIAN 的臨床試驗終於勝過傳統的化療黃金處方，這是相當重大的醫學突破，也許未來有機會的話，健保有可能會給付免疫藥物癌自禦和抑癌寧，運用於小細胞肺癌的病患上。

不願配合醫囑的五十八歲老菸槍

五十八歲的阿賢本身是一名重度吸菸者（Heavy Smoker），是菸齡已經三十年的老菸槍，每天都要抽一到兩包的香菸，才覺得快活。

剛開始是覺得右邊的脖子腫脹，狀況已經持續一個月了，只要活動就會喘，他在二〇一八年三月到北部區域醫院一般內科求診，因為他有喘的症狀，右側脖子腫脹及面部脹紅，一般都會先照X光片檢查看看，發現縱膈腔明顯變寬，代表縱膈腔可能有腫瘤把它撐開了，氣管被擠壓而偏向其他位置，導致呼吸道的問題，才有容易氣喘及喘的症狀。

免疫藥物加上標準化療，效果顯著

進一步安排肺部電腦斷層，發現氣管旁邊都被腫瘤包圍住了，已經無法切除，先幫病人做切片，病理報告顯示是小細胞肺癌（屬於G3）。

另外，正子影像檢查結果也是氣管旁邊滿滿都是腫瘤，甚至連脊椎部位都有腫瘤，骨頭也有轉移現象，加上病人有上腔靜脈阻塞的現象，血液流不太下去，造成整個臉都是腫脹的狀態，也無法平躺睡覺，因為只要一躺平就會有被掐住的感覺。

二〇一八年三月，阿賢以鉑金加癌妥滅組合進行化療，標準療程是打三天，但是病人打一天就出現嚴重的嘔吐，副作用反應明顯，相當不舒服，希望可以調整治療方式及劑量。於是進行第二次與第三次化療時，把療程從三天縮短為兩天；第四次化療時，病人更進一步希望將療程間隔從三週拉長為一個月，七月份再來進行第四次化療，此時距離第一次化療已經間隔三個月，即使他並沒有完成標準的醫療流程，我們還是做了一個影像檢查，發現他的腫瘤原本是九．八公分縮小至九公分，臉部慢慢消腫了，氣喘的症狀也有所改善。

八月份的第五次化療，因為症狀已經改善，病人極度希望不要再打化療，所以標準流程的三天，再次縮短為只打一天。幾週後，他的臉部又開始出現腫脹的現象，身體極為不適，就連喘的症狀也開始出現。因此，急忙掛急診，也跟家屬溝通，倘若病人不配合治療，治療效果很難評估與顯現。

經過討論過之後，在病患體力及經濟可負擔的狀況下，化療改成每一次只打一天，再搭配上免疫藥物癌自禦（Tecentriq，學名Atezolizumab），當時這個藥的第三期臨床試驗結果還沒有正式出來，但是第二期臨床試驗結果，及第三期臨床試驗初步結果，證實免疫藥物癌自禦加上標準化療治療，比單純標準化療更有效。

阿賢每次化療的間隔為三個禮拜打一次，總共打了三次，每次各打一天共三天，搭配免疫藥物癌自禦（Tecentriq）治療，完成了這個療程。

七月初的檢查結果腫瘤是九公分，過了三個月之後，九月底的肺部電腦斷層發現腫瘤變成四．六公分，效果算是非常顯著，於是在十月底又打了一次免疫藥物癌自禦加上化療。

轉移性胸椎造成病理性骨折，導致癱瘓

雖然經過免疫藥物加上化療後，腫瘤有明顯消除的現象，但是一開

始的正子影像檢查顯示，胸椎的部分已經有顯著轉移現象，久而久之，突然轉移性胸椎造成病理性骨折，神經因此被阻斷，導致阿賢兩隻腳都癱瘓，無法行走。

面對這樣的情況，詢問阿賢的意見後，他也願意一試，抱著「拚了」的決心，請神經外科醫師進行胸椎手術減壓，但是在手術過後，雙腳的狀況依舊沒有辦法恢復良好，嚴重影響到生活品質。儘管結果不是很好，但阿賢也已經盡力一拚了！

此外，阿賢本身是重度吸菸者，肺活量及呼吸功能原本就不好，在手術完後轉至加護病房觀察及評估，三天後才拔管。然而，在拔管之後，病人還是出現氣喘、血氧下掉的情形，於是又把氣管插回去。

「我現在沒辦法再走路，怎樣都沒差！不想要再插一次管了！」

病人跟家屬表達意願，若再拔管仍舊無法改善症狀，還是有呼吸衰竭的話，他就不要再插管了，因為他知道這個腫瘤疾病不會痊癒，同意接受安寧的緩和照護，後期病人漸漸呼吸不順，意識也慢慢模糊不清，最後平靜地離開了。

04 好累、好痛怎麼解決？

全面控制癌因性疲憊症、癌症疼痛！

「整天都好累，提不起勁做事……。」

「好像有刀子在身體裡到處鑽、到處戳，痛得不如死掉！」

癌因性疲憊症與癌症疼痛所帶來的種種困擾，都會嚴重影響到病患的日常生活，除了腫瘤治療之外，癌症相關照護議題，也是大家需要瞭解的部分。

癌症病患經常會面臨到許多問題，諸如「癌因性疲憊症」、「癌症疼痛」等狀況，其中「癌因性疲憊症」（cancer-related fatigue, CRF）是癌友最常面臨到，也是最容易被忽略的病症，它對病人的生活品質有著重大的影響。

此外，「癌症疼痛」是腫瘤或是癌症相關的特殊治療帶來的疼痛，有八成以上的癌症末期病人都會有疼痛症狀。因此，除了腫瘤治療之外，癌症相關照護議題也是大家需要瞭解的部分。

癌因性疲憊症，不是單純累而已！

癌因性疲憊症是一個主觀感受，每一個人所體驗到的疲憊程度、頻率和持續時間都不同。根據研究顯示，有九成的癌症患者都飽受癌因性疲憊症的困擾，不只是單純的疲憊感而已，這種疲憊無法單用休息、睡眠來緩解，久而久之就會影響病人無法自理生活、工作，或是參與社交活動，導致生活毫無品質可言。

癌因性疲憊症的特徵是體力與精力大幅度下降，例如身體異常疲憊、情緒低落、無法專注、缺乏清晰思維等，有時候也會與其他癌症相關症狀合併出現，像是噁心、嘔吐、便祕、疼痛、失眠等。

根據國際疾病分類第十版（ICD-10）癌因性疲憊症診斷表，需要符合以下表格的至少六項，其中A1為必要症狀：

A項

最近一個月至少有連續兩週期間，每天或幾乎每天都出現至少六項的症狀，且A1是必定會出現的症狀：

□ A1、感到明顯的疲累，缺乏活力，或需要增加休息，且與近期活動程度不成比例。

□ A2、感到全身虛弱、沉重。

□ A3、感到很難集中精神或注意力。

□ A4、感到平常習慣做的事都變得乏味，而不想去做。

□ A5、感到難以入睡、睡得不安穩、早起有困難，或是睡得太多。

□ A6、感到睡覺起來還是覺得疲累、精神沒有恢復。

□ A7、感到做什麼事情都必須經過一番掙扎，勉強自己去做。

□ A8、因為疲累感到悲傷、失意或煩躁。
□ A9、因為疲累不堪，事情做一半就做不下去了。
□ A10、感到記性變差。
□ A11、只要做了費力的事，就會持續感到病懨懨、不舒服。

B項

□ 疲累不堪的感覺會干擾到職場工作、家務處理，或人際互動。

C項

□ 病歷、身體檢查或生化檢查，有紀錄顯示疲憊症狀為癌症或癌症治療所引起。

D項

□ 疲憊症狀不是由精神共病（如重度憂鬱症、身體化疾患、身心症，或譫妄）所引起。

（資料來源：台灣癌症安寧緩和醫學會《癌因性疲憊症之臨床治療指引》）

目前認為有許多臨床上的重要因子，會直接或間接導致癌因性疲憊症，例如腫瘤本身、腫瘤治療所造成的身心壓力，加上病患先前已存在的症狀，諸如貧血、疼痛、睡眠障礙及憂鬱症等，因而導致身體產生相關之免疫發炎（IL-6）以及神經內分泌荷爾蒙等反應，進而產生癌因性疲憊症的相關症狀。

每天都提不起勁？難道我有癌因性疲憊症？

癌因性疲憊症會嚴重影響病患的日常生活，更會對其造成困擾與衝擊，因此臨床人員在照護重度疲憊病患時，可以進一步瞭解疲憊的症狀對於病患日常生活、每日活動，以及心情的影響程度，藉此可以依照其嚴重程度給予非藥物或是藥物的處置。

進行疲憊數字等級量表（Numerical Rating Scale, NRS）之前，先填選台灣版簡明疲憊量表（Brief Fatigue Inventory-Taiwanese（BFI-T）Form），可以將分數除以九之後，換算為疲憊的嚴重程度。

台灣版簡明疲憊量表

大多數人在一生中會有感到非常疲倦或疲勞的時候。在過去一星期內，您有沒有感受到異常疲倦或疲勞？	□有 □無

1、請為您的疲勞（疲倦、勞累）作評估，圈出一個最合適的數字，以表示現在的疲勞程度。

0　1　2　3　4　5　6　7　8　9　10

沒有疲憊　輕微疲憊　中度疲憊　重度疲憊

2、請為您的疲勞（疲倦、勞累）作評估，圈出一個最合適的數字，以表示在過去二十四小時內疲勞的一般程度。

0　1　2　3　4　5　6　7　8　9　10

沒有疲憊　輕微疲憊　中度疲憊　重度疲憊

3、請為您的疲勞（疲倦、勞累）作評估，圈出一個最合適的數字，以表示在過去二十四小時內疲勞的最差程度。

0　1　2　3　4　5　6　7　8　9　10

沒有疲憊　輕微疲憊　中度疲憊　重度疲憊

4、請於每項圈出一個數字，以表示在過去二十四小時內，疲勞如何妨礙您以下各方面：（0 沒有妨礙；10 完全受到妨礙）

A、一般活動

0　1　2　3　4　5　6　7　8　9　10

B、情緒

0	1	2	3	4	5	6	7	8	9	10

C、行走能力

0	1	2	3	4	5	6	7	8	9	10

D、正常工作（包括外出工作及日常家務）

0	1	2	3	4	5	6	7	8	9	10

E、與他人的關係

0	1	2	3	4	5	6	7	8	9	10

F、生活享受

0	1	2	3	4	5	6	7	8	9	10

- 將以上的圈選的數字總和後除以 9，算出的平均數就是疲憊的嚴重程度。
- 用此表進行簡易的疲憊程度評估：若分數為 0 分，表示並沒有疲憊的症狀，不過可以透過非藥物的處置方法，預防癌因性疲憊症；分數為 1 至 3 分屬於輕度疲憊；分數為 4 至 6 分屬於中度疲憊；若高於 7 分，則為重度疲憊，需要格外關注，並且尋求醫師的藥物治療。
- 台灣版簡明疲憊量表，在一條 10 公分的水平直線上，最左處為零，代表完全沒有疲憊症狀；最右端是極為嚴重的疲憊症狀。根據病患本身的疲憊經驗，將程度量化之後，表達在等級量表上。
- 由於是病患自我評估的量表，極為主觀，醫師可以參照此量表瞭解病患疲憊的程度，加以進行治療。

＊參考資料來源：（台灣癌症安寧緩和醫學會癌因性疲憊症之臨床治療指引，第 88 頁）

非藥物性治療，改善癌因性疲憊症

「癌因性疲憊症患者就算沒有從事大量消耗體力的活動，也會覺得疲憊不堪，但總不可能每天都躺在床上，所有事情都不做吧？」

目前癌因性疲憊症的治療方法，除了使用藥物之外，還可以利用非藥物性的治療方式。

根據台灣癌症安寧緩和醫學會《癌因性疲憊症之臨床治療指引》，運動是公認的非藥物治療中最有效的方法，不只運動，還有心理社會措施、改善睡眠、營養處置、輔助治療等，都可以幫助病患改善癌因性疲憊症的症狀。

◆**運動：**沒有特別指定哪一種運動，只要病患可以接受並保持規律進行就好，建議可以先從低強度的運動開始，再視自己的情況慢慢調整到適合的頻率，最後可以持續保持每週最少運動三次，每次三十分鐘的中低強度運動。

門診時，常常告誡癌症病友要多多運動，而面對自己是一百多公斤的肥胖身軀，實在是沒有說服力，所以非常感謝我的老師——長跑專家蔡文彬教授，教導我如何不傷身體的慢跑，循序漸進拉長距離，減少身體的傷害，去年底完成了人生第一次的半馬，在持續規律的慢跑下，近半年內減少了十五公斤，的確使我的精氣神都好很多。

◆**心理社會措施**：情緒困擾與疲憊具有高度關聯性，所以透過心理支持介入，可以有效緩解患者的負面情緒，包括認知行為治療、輔助治療、壓力處理、正念療法等，都可以達到改善癌因性疲憊症的效果。

◆**改善睡眠**：鼓勵病患每天固定睡眠與起床時間，並且搭配放鬆訓練，擁有充足的睡眠，可以讓免疫力增強或維持。

◆**營養處置**：評估飲食攝取狀況，並適時轉介給營養師協助調理。

痛起來要人命的「癌症疼痛」

「好像有刀子在身體裡到處鑽、到處戳，痛得不如死掉！」這是一名神經內分泌腫瘤具有癌症疼痛的患者經歷。

很多癌症病患除了面臨死亡風險的恐懼之外，另外一個恐懼就是伴隨而來的疼痛問題。癌症疼痛是什麼？到底有多痛呢？我們都知道疼痛是有分級的，而晚期癌症病患的疼痛感可能接近十級，甚至可能會讓患者喪失求生意志。

神經內分泌腫瘤會分有功能性及非功能性，然而有功能性的神經內分泌腫瘤患者，會伴隨其分泌過多的內分泌而造成症狀，或有些巨大的腫瘤會壓迫到神經血管，而引發疼痛問題。

癌症疼痛的定義是「由腫瘤或治療所引起的疼痛」，一般而言，癌症疼痛可以分為三類：

◆**癌細胞引起的疼痛：**當腫瘤發生遠端轉移到其他器官，侵犯到胸部、腹部或是神經時，就會因為壓迫而感到疼痛，屬於慢性疼痛，一般會持續長達半年以上。

◆**治療引起的疼痛：**在進行放射性治療、化療時，所引發的疼痛，例如口腔炎、皮膚炎、放射性骨壞死等。

◆**治療後引起的疼痛：**當治療後，人體處於免疫力低下的狀態，可能引起局部感染而產生疼痛。

與癌症疼痛共存之法

癌症疼痛的治療方式不少，目前最常使用的是藥物治療法，止痛藥物依照疼痛程度分成四大類：「非鴉片類止痛藥」、「弱效鴉片類止痛藥」、「強效鴉片類止痛藥」，以及「輔助用藥」。

當疼痛不能被緩解時，病患會出現焦慮、害怕，若是太過疼痛更會引起輕生的念頭，根據資料統計，若有按照醫囑，適當接受治療，百分之九十的病患都能獲得有效的疼痛控制！

大多醫師開立藥方時，都會依據世界衛生組織的3B原則，評估止痛藥的用量；

◆ **「循序漸進」（By the ladder）**：一般依據止痛的標準來評估止痛藥的用量，傳統是使用三階梯式的判斷，所謂三階梯式的止痛，指的是會從非類固醇止痛藥、普拿疼等開始，待到效果不好時，再換成類嗎啡類的第二層藥物，或是嗎啡類的第三層用藥，一層一層下去，這種使用方式沒什麼太大的問題，只是病人的滿意度會不好。

如果病人一開始就是中重度了，還使用較輕微的止痛藥，那麼病人疼痛的時間就會拉長，所以現在有些學者和學會也建議二階梯式給藥方式，如果病人已經中重度了，可能一開始就可以從一些低劑量，但是強度比較高的嗎啡類止痛藥開始，例如口服硫酸嗎啡錠十五毫克、口服奧諾美五毫克速效膠囊，或是疼始康定十毫克持續藥效錠等。

◆**「經口服用」（By the mouth）**：在治療上，還是傾向使用口服，雖然打針會比較快速，但是病人不見得一直在住院，如果他是在家裡，回門診的時候，還是口服藥比較方便。一般標準用藥程序上，醫師們的首選方式，患者能夠口服就盡量口服。

◆**「定時使用」（By the clock）**：大多數癌症末期的疼痛是持續的，必須按時服用，才能維持血液中的藥物濃度。另外，也要同時開立臨時痛起來需要使用的短效止痛藥，一般臨時的劑量約等於整天劑量的六分之一。

來得快，去得快的突發性疼痛

突發性疼痛是指三到五分鐘的時間，突然就達到最痛的等級，持續的時間也不會很久，大概就是三十分鐘左右，這就是所謂的突發性的癌症疼痛——來的快，去的快。

目前國際上治療突發性癌症疼痛的共識，建議使用超速效嗎啡類藥物，臨床上使用的口服嗎啡類藥物，主要用來控制一般疼痛，但是對於突發性疼痛效果不張，國外早在一九九八年開始用第一個特殊劑型的超速效嗎啡藥物，像是一根棒棒糖，那就是藉由口腔黏膜吸收，是第一代的止痛藥。

直到二〇一三年引進最新一代口頰溶片劑型之超速效嗎啡類藥物平舒疼口頰溶片，為第三代的止痛藥，也是透過貼在口腔黏膜上，貼了之後，只要九分鐘就會有止痛效果。特別要注意的是，病患必須使用一整天口服嗎啡藥到達六十毫克，且達到一週以上後，才可以貼此比較強效的超速效嗎啡類藥物。

不過，這種藥的藥效很短，大概只能維持兩小時，由於因為突發性的疼痛都是突然而快速的，三十分鐘疼痛就會結束了，因此藥效可以維持兩小時，就能將疼痛抑制下去。此外，口服藥也可以使用，但是相對於用貼的口頰溶片劑型之超速效嗎啡類藥物，口服止痛藥必須要三十分鐘才能作用，所以貼片其實算是快速作用的嗎啡類藥物。

Part

04

Neuroendocrine tumor, NET

全人照護模式：緩和醫療、居家與社區照顧的超前部署

「緩和」跟「安寧」不是一樣的東西嗎？除了時間的差別，一個是指存活期大於六個月，另一個則是末期的病人，照顧方式會依病情及症狀而不同，越到後來，照顧的方式越一致了，但是到底哪裡不一樣呢？

01 時機提前，緩和醫療不再只是末期病患的選擇

假使把病人與家屬擺在正中間，往外延伸出，就有——原主治團隊、護理師、心理師、社工師、營養師、個管師等，並且隨著病情及症狀的變化，適時的邀請其它醫療團隊成員，例如：安寧緩和專科醫師、安寧共照師、安寧居家護理師以及靈性宗教人員等。從身到心協助病患的「全人」照顧模式，也是「緩和醫療」的照護概念。

在衛福部的計劃中，癌症治療的專家們希望能夠加強且落實「早期緩和醫療」。然而大家非常容易將「緩和醫療」誤認為就是「安寧」，所以很少會去碰觸這個議題，總以為要等到病情很嚴重，甚至無法治療時，才是考量接受緩和醫療的時機。

早期緩和醫療——積極疾病治療，同時兼顧症狀治療

過去的安寧階段，是指醫師經過專業評估後，認為病人的存活期小於六個月，才會導入「安寧照護」系統；現在將病人導入「早期緩和醫療」，是希望在疾病已經獲得控制，但還需要持續追蹤時，或者病情正在進展，但還不是太嚴重的時候，就導入緩和醫療的機制，而不是等到病人已經無法再接受有效治療時，才匯入「安寧緩和治療」，這就是我們現在談的「早期緩和醫療」。

「緩和醫療」是指病人在病情及症狀的需要上，同時配合家屬的照顧，在疾病早期得到控制後，視後續病情與症狀的變化，調整醫療和社區資源介入的幅度。

舉例來說，神經內分泌腫瘤的病人在積極治療後，如果病情得到控制，他可以接受門診的追蹤，並經由定期門診處理此期間所產生的症狀。

有時候，病情會突然產生變化，這時適當地給予疾病治療及症狀處理，病人

安寧緩和醫療模式

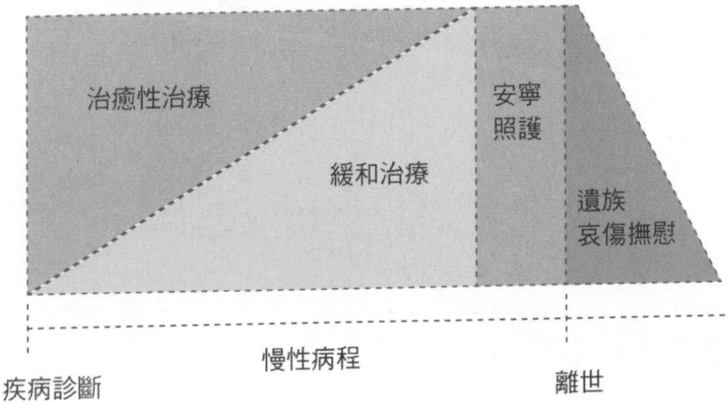

又可以擁有正常的日常活動，家屬的照顧也不用特別調整。但當病情發展到了晚期時，可能因為症狀的多變性，讓家屬產生照顧上的負荷，就會在此刻加入其他照護資源，其中就包括「居家照護」。

有人可能會問，這樣的「居家照護」和末期的「安寧居家照護」有什麼不同？

基本上，就是把過去僅能在安寧階段的「居家社區照護」往前推，將照顧病人的範圍擴大，並加入長照資源。

因此，病患經過腫瘤科醫師的診治，症狀治療到可以出院後，就會將病人導回社區接受「居家照護」，讓病人得以盡可能繼續維持屬於他的日常生活樣態。同時，也有緩和醫療的介入，所以，整個治療概念從「腫瘤醫療」到「緩和醫療」，全部通通收納進來，不只是單純疾病治療而已，也會在生活品質這一塊以「緩和」的概念，提供病患身心靈的「全人照護」。

如果只講腫瘤治療的話，可能只侷限在腫瘤治療及症狀的處理上，現在的「緩和醫療」就是除了在生理照護之外，加上更深層的部分，我們也希望這本書能夠傳達給讀者的，不只是身體上的醫療而已，包含更深入的層次，提供病人與家屬更全方位的照護，從身體健康、情緒關懷、社會連結、經濟支援、心理照護、靈性支持等，都能夠全面地顧全病人。

疾病經過積極的治療（手術、化療、標靶藥物或體抑素治療等）之後，病情得到初步控制，神經內分泌腫瘤的病人就進入了穩定狀況，醫師會建議需要定期的追蹤。

在長期追蹤的過程中，或許會出現病情的變化，也就是不穩定的狀況，如果病情控制得不理想，病情便會進展成惡化階段，通常是疾病復發或轉移，此階段如同前面提到的，需要有新的治療對策，在照護上，則需要更多資源的介入，如果能夠回到病情的穩定，病情控制得宜，就再接受穩定追蹤就可以了，但如果惡

緩和醫療的階段

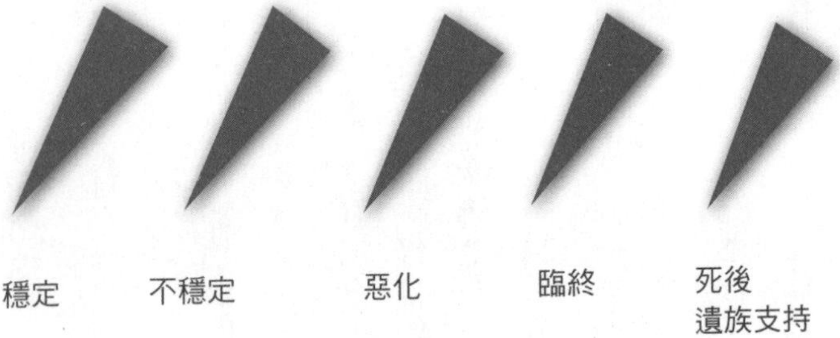

（參考衛生福利部國民健康署「二〇二〇安寧緩和照護品質監測計劃工作坊」Sabina Clapham & Jane Connolly 資料）

化的情況無法有效的控制，便會走向末期的階段了。

緩和醫療，身心靈的全方位照護

近幾年，醫療政策開始注意「緩和醫療」，在病人身體狀況都還不錯的時候，我們希望他能夠回家，在溫暖熟悉的環境，由家人進行照護。

國人的生活習慣和社會結構，與歐美地區比較不一樣，在歐美，只要孩子年滿十八歲，可能就要獨立於家庭之外，但是華人的家庭關係比較緊密，因此生病者通常希望能夠回到社區、回到家庭，我們的民情就是喜歡跟家人同在一起的溫馨感覺。

即使不管今天遇到什麼樣的癌症，包括這次的主題——「神經內分泌腫瘤」，都希望能夠導入「緩和」的概念，並提倡在疾病治療的過程中，病人就算出院，回到社區、家庭之中，仍舊可以得到良好的照顧。

過去，大家一聽到「安寧緩和」這個名詞就會感到害怕，以致於和病人及家屬在進行病情說明及醫療決策時，沒辦法馬上切入照顧主題，因為他們會覺得：「我還在治療，為什麼跟我講安寧？是不是在唱衰我？」認為談到「安寧緩和」就很晦氣。

但其實現在的醫療概念是希望在早期癌症治療時，就能夠導入「緩和醫療」，因為一旦罹癌，就是長期性「與癌症共存」，整個過程中可能會遇到各式各樣的狀況，不是只有疾病本身的問題，醫護人員希望提供包括身、心、靈各層面，以及家庭與社會系統整合的全能照顧，來維持生活的品質。

◆**身體層面**：指的是身體上的疾病，屬於基礎也是最首要的一部分，就是讓病患的身體症狀可以緩解，或者得到有效控制。

◆**社會心理層面**：一個家庭中只要有一個人生病，全家人都像是籠罩在烏雲之中，我們希望病患不要陷在這個困境之中，因此心理的部分需要心理師、社工師，甚至身心科醫師，以及各種輔助治療的協助。

在社會心理層面的照顧中，也會連結「社會資源」，假如罹患了神經內分泌腫瘤，它可能會造成生理的某些功能喪失，導致家庭生活受到影響而產生危機，此時就需要社會資源的協助。台灣有很多社會資源、基金會、協會等，無論是網絡資訊分享、病友團體的支持，或者是協助生活的適應，病人或家屬也可以透過就診醫院的癌症中心提供相關資訊。

站在醫生的立場上，就是希望能夠幫病人與家屬尋找更多的資源，因為現在癌症的治癒率相當不錯，如果在罹癌初期或是第一期的階段時，能夠得到良好的治療，基本上都有達到七、八成的治癒率。其實，醫生最怕的就是病患放棄治療——聞癌色變，總希望病人跟著我們一起走，積極面對治療。

◆**靈性層面：**靈性關懷師談的是靈性，而非宗教。靈性關懷師會引導病患，談論與靈性相關的議題，可能是瞭解自己的內在自我，或者對自己人生的意義與存在感，也或是對自己一生的回顧，透過生命的回顧，讓病人在靈性方面得以成長、提升。

另外，還有藝術治療，透過設計一些活動讓病友與家屬一起參與，例如畫畫、編織、中國結，或是種些花花草草、小盆栽等活動。藉由種植小盆栽或是多肉植物，每天幫它澆水，其實都可以為病人跟家屬帶來生命的期望與展現。

病人每天看著這棵小種子，今天多長出一朵花或是一片葉子，就可能會對生命多一些啟發，生命就是在這種不知不覺中，種下了生命的種子。我們希望提供給家屬跟病人心靈上的滿足，而且讓他們多一些互動，讓彼此有著共同美好的回憶。

緩和醫療照護，以病人為中心

想像一下，窗外的陽光照射到臉上，一睜開眼睛看到陽光，心中就充滿了暖意，覺得今天可以充滿希望且快樂地度過——

用餐時間，病人滿懷感激地吃下由「營養師」精心調配的營養餐，提供被癌細胞破壞的身體營養，隨即開啟了一天的住院生活；到了下午，因為開刀造成身體功能受影響，病人跟護理師反映後，安排「復健師」教導如何恢復身體功能。

「我不太懂為什麼要做這些治療？」到了下午四點，醫生到各個病房查房，聽著醫師針對狀況一一解說，明白身體狀況後，還有了對治療的理解。

「聽別人說，還有新的治療方式比較好，我可以做嗎？」聽說有新的治療方式，便連絡「癌症個管師」諮詢，進一步明白後續可能的治療方式，也知道出院後在疾病照顧與生活上如何取得平衡，之前擔心出院的那份不安全感，似乎因為瞭解醫療模式，而對於治療有更多的信心。到了睡前，護理師前來量測生理基礎狀況，給予心理支持與關懷之後，病人在一群人的照護下，安心地入睡。

我們希望站在病人和家屬的角度，從神經內分泌腫瘤的機制、治療，導入緩和醫療、心理社會照顧的概念，提供以「病人為中心」的照護原則。

假使把病人與家屬擺在正中間，往外延伸就有原主治醫師、護理師、心理師、社工師、營養師、個管師等，隨著病情及症狀的變化，適時地邀請其它醫療團隊成員，例如：安寧緩和專科醫師、安寧共照師、安寧居家護理師和靈性宗教人員等，從身到心協助病患的「全人」照顧模式，就是「緩和醫療」的照護概念。

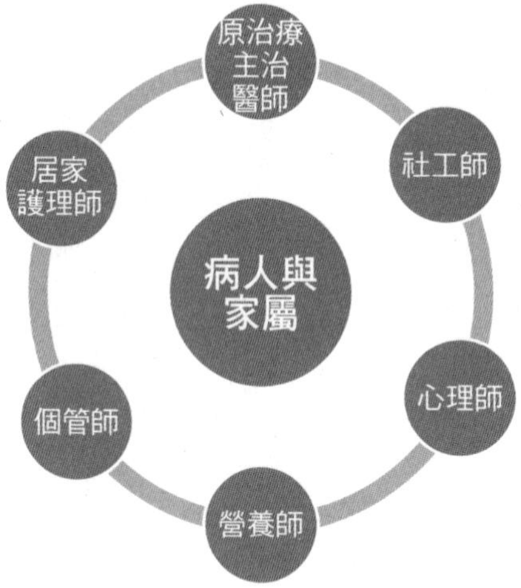

以病人與家屬為中心，向外延伸醫療團隊人員。

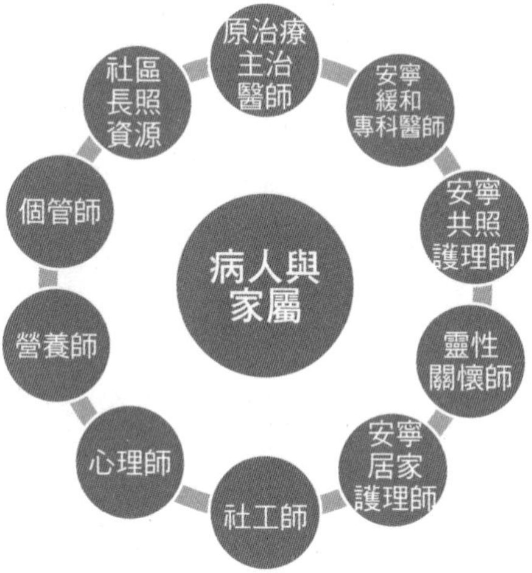

隨著病情與症狀控制的需要，可能再加入其它的醫療團隊人員。

居家照護，因人而異、因時制宜

曾經照顧過一個家庭，爺爺因為癌症不良於行，而奶奶罹患失智，家屬請了一個外傭在家裡照顧。

外傭老是抱怨說：「爺爺行動不便，奶奶又失智，照顧負擔和壓力很大！」雖然他們有兩個兒子，但都在遠地工作，可知他的家庭照顧系統並不太好。

因此，經過評估之後，協助他們請了一位居服員，由政府補助每週三天、每次兩個小時的時數，兒子還可以再買兩個小時，加起來總共四個小時，等於一個下午的時間，居服員可以分攤這名外傭的辛苦，外傭只需要負責照顧兩老的飲食，洗澡則由居服員跟外傭一同協助。

由上面案例可以知道，居家照護因人而異、因時制宜，可以透過尋找不同的資源，依照病人經濟的情況，而有所調整。有些人的經濟狀況可以負擔，甚至還可以聘用兩個看護交替照顧，因此也就會對外傭的要求比較高，病人每小時吃、喝、拉、撒、睡都務必妥貼照顧，還要二十四小時量血壓，排滿各式各類的照護行程，可以說每個家庭的情況不一樣、需求也不同。

因而，當我們前去居家訪視時，也會幫病人及家屬做評估，告訴他們有哪些要注意的狀況，重點都不離所謂的「全人照護」，除了基礎的照護之外，其他都是依照病人需求，協助引進相關資源到居家。

長照柑仔店，從居家涵蓋整個社區

社區照護則以「里」為單位，有點像政府推出「長照2.0」的概念，醫院跟社區之間有一個長照中心，醫院跟社區的連結，主要就是護理師會把病患的相關資料提供給醫院長照中心，三者互有連結。

有些醫院裡面會設置長照中心，在各巷弄也都有分區，以台北市立聯合醫院仁愛院區來講，就有十三個分區，就是社區的長照據點，他們平常會辦一些活動，供餐、衛教及喘息服務等。

有時候，社區的活動就辦在里民活動中心，如果醫院收到緩和的病人，或是病人已經在安寧階段，但是生活功能都算正常，家屬可以把病人帶到活動中心，參與這些活動，讓病人跟家屬得以與其他病友進行聯誼與交流。那麼病人或家屬該如何得到這些資訊呢？就是經由醫院跟長照中心互相串連。

長照中心的編制裡面有照護專員，他們會評估病人的需要，確認病患與家屬需要哪些東西，例如氣墊床或相關輔具等，通常家屬會透過居家醫療團隊告知，由家屬撥打長照專線「一九六六」獲得相關資源，或是直接由我們幫病人聯絡長照專員。通常病人與家屬對這些長照的計劃不是很清楚，在「五全照護」的過程中，我們就會視病人的需求，然後提供一些所需的資訊。

其中「長照柑仔店」據點的重要性，就在於它可以涵蓋整個街頭巷弄，讓社區的照顧得以落實，如果有一些里民活動，其實就可以在長照柑仔店做到，但是這個長照的內容經常在變動，但是內容不離喘息、復健、專業照顧等項目。

02 就算回家，也有專人協助的緩和居家照護

緩和居家照護到底要做些什麼呢？隨著病情發展，出現不穩定或惡化的狀況時，生理的照顧會越需要依賴醫療資源的支援。

於是，就是把在醫院的照顧模式帶回家，所以我們會先身體理學檢查，評估病患有什麼變化，根據病患的情況，讓適合的醫療人員來加以協助。

三十年前，臺灣由安寧照顧基金會開始推動安寧療護的理念，很快地得到各方共鳴，並在西元二〇〇〇年通過《安寧緩和醫療條例》，從立法開始至今（西元二〇二〇年）剛好滿二十年。

這些年下來，由於政府及民間共同推動，大家開始建立起「善終」的正確觀念。

從緩和照護、安寧照護到善終

過去很長一段時間裡，社會在傳統文化思想的影響下，普遍把「死亡」視為禁忌話題，為了突破談「死」的禁忌，以便推動「善終」的安寧緩和理念，社會氛圍逐漸對生死議題有著熱烈的討論與參與。但或許也因此，大家只看到「安寧」二字，卻沒注意到「緩和」……。

從病程進展來看，在病患治療過程中，我們都是希望將「緩和」擺在「安寧」前面，希望可以把緩和做好，讓病患更有生活品質。

回到現況來談，經過二十年的努力，現在緩和醫療中的「安寧」這一階段做得不錯，加上近年來又通過了《病人自主權利法》，提供末期醫療另一種自主選擇。

神經內分泌腫瘤在經過治療之後，疾病的發展或是特徵，大多是屬於緩慢的型態，如G1、G2，因此，需要後續的標靶治療或體抑素治療，以及定期追蹤。此時，病患的病況已經得到比較穩定的控制，大部分時間可能就要回到家中調養，但同時就會面臨到，病人可能會出現癌因性的虛弱、疲憊的問題，這就是為何需要緩和醫療的照護了。

說到神經內分泌腫瘤，就會想到賈伯斯。他是胰臟神經內分泌腫瘤的患者，從他治療之後，還有八年的存活期，這是一段很長的時間，因此大部分時間還是要回歸到家庭之中。然而大部分病患出院回到家中的這段日子裡，若能恢復至生病之前的生活狀態，則只要規則回診追蹤及檢查即可。另外，病人可能會出現身體上面的不適，例如疼痛、腹水、腹脹，或是消化不好，或像是吃東西遇到一些狀況，此時就需要營養師、護理師、居服員（照服員）的幫忙；脹氣、腹水、腳水腫的問題，都是可能需要經由藥物或是淋巴按摩來獲得控制。

吃喝拉撒睡全包攬，居家照護的工作重點

居家照護到底要做什麼呢？隨著病情發展，出現不穩定或惡化的狀況時，生理的照顧會越需要依賴醫療資源的支援，於是，就是把在醫院的照顧模式帶回家

的概念，所以我們會先進行身體理學檢查，檢視病患有什麼變化，比如說居家團隊到病患家中拜訪，我會問：「你最近有吃上次開給你的藥了嗎？吃完有沒有什麼感受呢？」

或是當我們知道病患疾病的狀況，也會關懷詢問：「最近吃得好不好？睡得好不好？有哪裡感到疼痛嗎？」接著，也會注意病人的家庭擺設、周圍、入睡的床鋪，檢查身體有沒有褥瘡，裝有管路的病患要定期更換管路，以及身體的相關評估。

居家照顧的方式屬於全人照顧，從最基本的評估身體狀態、症狀的處理與照顧，包括病人吃、喝、拉、撒、睡，全視病人的需求，再決定下次居家探訪時，要不要請營養師陪同前往協助；若是病人行動不便，行動越來越困難，就需要考量是否該找復健師一同來家裡，協同照護。

同時，再連結到長照，如果病人身體狀況還不錯，居家的一些修繕、改建、設備等可以申請補助，此時就要銜接區公所社會科的資源；或是護理師會幫他聯絡長照的專家前來評估；如果病患有心理層面需要幫助，下次就找心理師一起陪同拜訪；我們也有跟靈性志工合作，像大悲學苑、史懷哲基金會、蓮花基金會都有相關資源。

國內目前有一些單位結合志工資源進行居家訪視，他們的志工都會經過安寧緩和的受訓上課，還有靈性志工的培訓計劃，可以引導病人在靈性上的提升，屬於靈性方面的圓滿，透過人生圓滿的一個寫照與實踐，讓病人的生命獲得滿足，期許最後「笑笑地離去」，這些都是居家醫療所能協助的工作項目。

我們也會依照病人在哪個階段，還有家中狀況進行評估。如果病人家境有困難，就會同步引進社工師的資源；病人情況若是還能夠自主行動，就銜接長照，團隊也會到家裡訪視，確認病人自理能力的情況如何，隨後導入居服員的資源，政府核定補助經費，也可以視情況再增加時數，達到較好的照護品質。

神經內分泌癌轉移到眼球的釣魚郎

六十多歲的阿家，在工作之餘的愛好就是釣魚，剛開始確診為胰臟神經內分泌癌併腹膜及多處肝轉移，病情屬於G3階段，已經是第四期了，在腸胃科進行治療，後來轉到腫瘤科。他有個姐姐在醫院工作，知道有「居家醫療」服務，由於阿家因為腳腫、黃疸，已經無法親自到醫院複診，再加上疾病持續惡化，轉移到眼球後面，導致整個眼球凸起，眼睛無法閉合，造成複視而看不清楚，因此更沒辦法來醫院了，所以希望我們能夠銜接居家醫療照護。

我們曾經在阿家眼睛還看得清楚時，首次到他家中探訪，就被很大一隻的鱒魚魚拓吸引住了，阿家喜歡將魚釣起來後，把牠拓成拓印擺在家中，這是屬於他的戰利品。

緩和醫療照顧下的生活品質

因為阿家有腳腫的問題，所以居家護理師會到家中幫他並教導家屬協助他做淋巴按摩，再用藥物緩和疼痛症狀。當居家護理師幫他做足底按摩時，他就會用得意的語氣告訴我們，曾經到過哪裡釣魚，並自豪地指著牆上的魚拓印。

「我是收垃圾的。」阿家在環保局工作，下班後的休閒活動就是釣魚，也會因為釣魚得到許多獎項，其中就有用金片做成魚拓形狀的獎牌。

「這些都是你最好的成就啊！」聽到我們這麼回應，他便更開心地說起豐功偉業，如何到日本釣魚、參加釣魚大賽等事蹟，還用期盼的語氣說：「如果身體更好些的話，相信就可以再去東海岸釣魚。」

當神經內分泌癌因早期發現而評估可以手術治療，大多數病患經過加強性治療之後，生活還是可以過得多彩多姿，重點在於疾病本身的分期與細胞分化成級。有些病患因為分期或各種因素不能夠開刀手術，像是阿家的狀況就是沒辦法開刀，因為他確診時，已經有好幾個地方出現轉移現象，無法再開刀了，只能用藥物控制，再加上腫瘤又轉移到眼睛後面，更影響了他的日常生活作息。

儘管如此，我們在照顧時聽到了他希望能夠再到海邊釣魚，於是評估他的身體狀況後，就安排了一個週末下午，兒女都放假的時間，阿家帶領著居家護理師、醫師，以及氧氣等設備，一群人浩浩蕩蕩到了東海岸的小漁港邊。

開車抵達目的地，花了大約一個多小時，雖然當天並沒有讓他真的釣魚，但是看看別人釣魚，喝個咖啡，感受海風吹在自己臉上的感覺，還有聞到海水鹹鹹的味道，阿家的心裡也得到了某種滿足。這是在緩和照護的例子，病人可以因此有力量的繼續前行，對醫療更有信心，對生活更有希望！

以前我們也照顧過一些失智的病人，用聲音、觸覺、嗅覺的刺激，病人都會有感覺，我們希望在這個疾病的本身，雖然不能夠反轉，但是可以經由藥物的控制，在病人身體還不錯的時候，可以過一些與以前相差不大的日常生活，平日跟大家一起參與活動，或是假日去吃吃美食，又或是出門走走逛逛，這些都是非常好的活動。

社區整體照顧模式，讓緩和醫療照護系統更完整

台灣現在推行「長照計劃」，亦即長期照護六十五歲上的老人，其中又分為健康老人、亞健康老人、失能老人三種類型。其中失能的病人差不多有百分之十三左右，另外的百分之八十七都在健康與亞健康的範圍內，這些老人通常有自主活動的能力，但是身體不好，可能有高血壓、糖尿病等慢性病，因此必須長時間服藥。

這些老人要每天待在家裡嗎？不！我們不希望他只是待在家裡，而是經由適當的協助，可以儘量地參與社區活動。

依照台灣現有的狀況，從死亡年齡往前推，有很多老人都在安養中心待了十年以上，這些老人可能都是在失能的狀態下，持續五到六年的時間，有些甚至會長達十年，甚至在最後的兩、三年都是臥床的狀態；相反地，歐美的狀況不一樣，像芬蘭的話，老人可能是最後一個禮拜到兩個禮拜才會臥床。因為這種不同的理念，我們希望大家有一個概念，就是現代人能活得久、活得健康，又有尊嚴，因此臥床的時間要短。

「長照2.0」有別於過去長照服務機構，各個專門的領域各做各的，缺乏轉銜

機制，且較少連結。近年來推動的「長照2.0」整合各項服務機構，提供家庭支持及社區居家照護的一種有組織性的社區多元照顧模式，分成長照A、B、C三級，分別是「長照旗艦店」（醫院）、「長照專賣店」（複合型服務中心），以及「長照柑仔店」（巷弄長照站）。

◆長照三級，社區整體照顧模式

A級 長照旗艦店	•日間照顧與居家服務等多項服務，可以整合與銜接B級、C級資源。 •申請單位：公益機關、財團法人、社團法人、社會福利團體。
B級 長照專賣店	•提供在地化照顧服務，需要長照服務或是日間托老時，B級就會提供協助。 •申請單位：老人福利機構（包含養護型、長照型的長照中心）、身心障礙福利機構、醫事機構、社工師事務所。
C級 長照柑仔店	•提供照顧服務及喘息服務，也可以提供就近參與社區活動的場地。 •申請單位：社區關懷據點、社區關懷協會、老人服務中心、村（里）辦公室等。

長照體系必須有一個完善的計劃，早年的政策沒有整體性的妥善規劃，只能邊做邊改，導致一直變化與調整，長照就會做得比較辛苦。

如今，我們希望可以強化C的「長照柑仔店」，因為它是以「里」為單位，「長照柑仔店」可能是幾個里之間的結合，或是各類社區的活動、喘息服務、送餐的計劃等大大小小的服務活動，病人能夠順利回到全社區，讓我們的緩和照護系統變得更完整，長照計劃讓病人的照護服務，深入到社區的各個層面。

戰勝NET臨床案例

年事已高的奶奶，小腸神經內分泌癌遠端轉移

這是一位八十多歲失智的老奶奶，一開始是在神經內科就診，後來發現她有腹脹、腹痛的狀況。

但是她因為失智而無法清楚的語言表達，只能藉由動作拍打表示不

舒服，幫她做超音波覺得怪怪的，所以轉到了腸胃科，發現身體裡有一顆東西，切片才知道是分化不好的腸道神經內分泌癌，除了肝臟，也轉移到其他地方，分期為第四期，再加上奶奶本身又患有糖尿病⋯⋯。

長照縮短申請輔具的時間

當時診斷出來後，奶奶就住進醫院了，我們就把她納入「共照體系」——由神經內科治療失智、心臟科醫治高血壓、內分泌科則是針對糖尿病、腸胃科診治神經內分泌癌。

由於檢查出腸道神經內分泌癌時，已經擴散出去了，加上細胞分化不好，不適合標靶治療或體抑素治療，又是高齡八十多歲的病患，身體無法負荷化療，於是安排緩和醫療。

經由藥物控制症狀之後，奶奶的狀況還算不錯，都有獲得控制，經過評估後就讓她回家了，接著銜接居家醫療。她剛開始仍維持不錯的行走能力，我們第一天去她家探望她時，一看見我們，馬上就起身走出來迎接，對著我們打招呼：「我是呂小姐！」

「我也跟你一樣姓呂！」我都會這麼回她。

直到現在，每次去訪視奶奶時，她的兒子都會在耳邊跟她說：「跟妳一樣姓呂喔！」

在奶奶接受居家緩和醫療的這個階段，雖然評估奶奶仍然可以走動，但是很費力，於是建議可以申請輪椅輔具，協助奶奶的行動。

奶奶接受居家醫療一段時間之後，臨床狀況開始有點變化，比如說她臥床的時間越來越長，也引發了褥瘡，褥瘡還不是很嚴重時，家屬就在問：「我們要怎麼申請氣墊床？」

申請氣墊床有兩種方式，一種是走身心障礙的方式，另外一種是走長照的方式。長照的話，請長照專員到家中評估，身心障礙則要有醫師評估，所以真的要謝謝長照政策，在居家照護裡面，還是需要長照這個社會的資源，如果長照不能申請氣墊床的話，我們就得走身心障礙鑑定流程，需要請病患完成二個階段的評估，第一階段是原來在神經內科的醫師，以及第二階段由鑑定人員完成生活功能的評估，拿到身心障礙手冊後，再申請輔具核准，才能購買氣墊床給奶奶使用。

所以，現在我們有了長照政策，更能夠相輔相成。

不只申請氣墊床，喘息服務讓照顧者得以休息

這位奶奶非常特別，她有三個兒子跟一名外傭。我有天就跟他們說：「你們三個非常特別，因為我常常去居家探視，看到的都是女兒在照顧病患，但是你們家，每次都是三個兒子一起來照顧媽媽。」

每次奶奶說：「你好，我是呂小姐。」兒子們就會不厭其煩地重複：「跟妳一樣姓呂的喔！」

奶奶的腸道神經內分泌癌，因為年齡以及病情進程的緣故，可能無法接受腫瘤治療，肚子有點消化不好，也會有脹氣的困擾，所以教她腹部按摩，同時建議家屬幫病人補充一些酵素或是消化酶；因為長期臥床導致的褥瘡，我們協助家屬照顧她的傷口，護理師幫她擦拭身體、換裝；她的腳本來有一點糖尿病足，近期發現已經好轉了。

所以，目前最大的問題就是申請氣墊床，奶奶以前還可以自行走到客廳，至少有一點移動，但現在沒有體力再走到客廳，結果產生褥瘡，

家屬希望申請氣墊床，長照政策剛好提供了另一個資源的管道，間接也是成就了社區的照顧。

除此之外，長照計劃裡面也有所謂的「喘息服務」，係指平常可能由家裡人照顧，當中有一兩個小時可以申請服務員互相替換，或是照服員到家裡做打掃、送餐服務等等；另外日間照護（Day Care）的部分，可以把病人帶到機構去活動，有了長照計劃的介入，友善社區才得以被建立與完善。

回顧整個居家醫療的計劃裡面，社區裡的長照資源與緩和醫療的早期介入，才會讓整個照顧體系變得更加完整。這個案例也說明了，因為全社區的照護，醫療評估到病人的狀態是要坐輪椅，如果是太晚期才有醫療加入照護的話，那時病人體力已經很差，根本沒辦法坐輪椅，坐著也會滑下來。假如無法在行動需要輪椅協助時，提供適時的幫忙，生理功能便會退化得更快，生活品質也會更降低。所以，我們才更希望導入早期緩和照護的部分。

03

當家人圍繞，病痛竟自動消失？原來是心理因素造成的疼痛！

「安寧」是從死亡看見生命的有限性，「緩和」則是思考從生走向死亡的歷程。

有些病患是可以被治療且穩定，可能現在處於癌症第三期，但還在按照醫囑接受治療，對於未來仍屬於可控性。

「安寧有兩個基本概念很好，就是『四道人生』跟『五全照護』。」「四道人生」是指在臨終階段，完成生命的課題——道謝、道愛、道歉、道別；「五全照護」則是指在疾病過程中提供的照顧理念——全人、全程、全隊、全家、全社區。然而，如果社區資源不周全，便難以讓病人回到社區參與活動，「全社區」的理念還是無法落實。

病人的疼痛控制，心靈問題不能疏忽

過去只能做到「四全」，即全人（身心靈）；全程（病人診斷疾病到積極治療，到後期的症狀控制、臨終，以及家屬的哀傷輔導）；全隊（各個醫療團隊提供一個完善的治療）；全家（指照顧病人及家屬）；最後一個才是全社區。

現在有了「長照2.0」，長照中心、居家照護中心的設立，才讓緩和照護服務更往前進了一大步，讓病人即便在疾病晚期的階段，仍可以享有生活品質。

「全社區」的目標，就是讓病人能夠在病情不需要住院的時候，回到社區與人有所互動，才會摩擦火花出來，比如說家人把你帶到社區公園，就算你只是坐在長凳上不與人主動交談，但至少聽到別人開心玩樂的聲音，仍有人際互動交流，而不是把自己完全封閉起來。

當家人上班，只有病人單獨在家時，就會開始胡思亂想，就算止痛藥的藥量一直往上增加，病人還是覺得疼痛，這是我們最不喜歡碰到的狀況。

「如果把疼痛分為一到十級，越高代表越痛，你現在目前是幾分？」我問一位看起來悶悶不樂的病人。

「我覺得今天有八分痛。」他答。

「在家裡一整天，什麼時候最不痛？」我問。

經由專業心理師不斷旁敲側擊，他才說：「一到五都會痛，六日不會痛！」

聽到這樣的回答，我就知道問題的癥結點在哪裡了！這哪是生理上的病痛，這是心痛啊！有句話是這麼說的：「心病，還是需要心藥醫。」週末家人都不需要上班，兒女、孫子都會回來探望，說也奇怪，這個時候連止痛藥都不用吃了。

為了以防萬一，還是給他一些貼片：「當你感到疼痛的時候，再吃這個藥喔！」到了週一，當我們再度來到他家探訪時，果然前兩日的止痛藥吃得比較少，甚至只吃一顆而已，因此在疼痛的控制上面，有一個很重要的部分在於心理問題。

「心理痛！」老菸槍緩解疼痛法寶

有一名罹患腸胃道神經內分泌腫瘤併多處骨轉移的病人，他的腫瘤已經影響到手部動作了，當初懷疑他的神經內分泌腫瘤細胞轉移到骨頭，導致骨頭整個腫了起來，但經過切片檢查之後發現不是，可是病人卻一直覺得手指痛，只好一直加止痛藥給他。

後來，我們才發現原來他是個老菸槍，住院的時候，會跟看護說：「好想抽菸啊！」當他偷偷跑去抽菸時，那一晚就特別好睡。

「今天沒有那麼痛了，可不可以不要貼藥片？」我們每三天就要幫病人換一次疼痛貼片，某一天他阻止了我們。由於平時一直喊痛的病人，突然有一天說他不痛了，讓我們有些懷疑。本來預計若是病人的疼痛控制好的話，就要讓他回家了，後來發現當他每天放風之後，貼片的使用率就會減低，這才發現原來他會趁著放風的時間抽菸。

對於有些老菸槍來說，這是他們大半輩子的習慣，沒有辦法一夕之間說改就改，只能循序漸進，這也是面對病人時的一種溝通技巧。

解密

神經內分泌腫瘤

長照推廣，更落實全社區照護

「安寧」照護的是末期神經內分泌腫瘤的病人，再往前推，則是晚期神經內分泌腫瘤的「緩和醫療」。

緩和醫療包含了積極性的改善病患臨床症狀，例如分化好的晚期神經內分泌腫瘤，具有多處肝轉移及腹膜轉移，雖然無法痊癒，然而在標靶藥物或體抑素藥物治療下，癌症疾病相對穩定。不過，腹膜轉移有時也會造成腹脹腹痛，或消化不好等身體上的臨床不適症狀，我們則可以用藥物控制和規律門診追蹤複查，改善臨床症狀或疼痛。多處肝轉移及腹膜轉移是無法痊癒的，這樣的事實會讓病患的心理層面變得沉重，所以心理師或醫師需要給予信心及陪伴，讓他們可以走到下一步，傾聽病患的心聲及想法也是重要的一件事。

另外，前面提到長期照護六十五歲上的老人，佔大宗的健康老人及亞健康老人，隨著醫療照護的進步，年老者更高齡化，慢慢也會更趨於日常生活能力無法自理，因此年長的病人就可以同時銜接到居家照護的部分，有賴於政府長照政策的推廣，才讓全社區得以落實。

生死兩難？角度不同，意義就不同

當疾病發生時，除了前面的治療之外，我們應該也要多幫病患考慮，不是只要每天給他吃一顆高血壓藥、準備每天的餐點就好，其實人有多面性，不能只專注在某一個層面上的照顧。

有人說「緩和」跟「安寧」不是一樣的東西嗎？「安寧緩和醫療」除了時間的差別，一個是指末期的病人（小於六個月），另一個則是存活期大於六個月，照顧方式會依病情及症狀而不同，越到後來，照顧的方式越趨一致了，但是到底哪裡不一樣呢？

「緩和是活得有品質，安寧則是強調尊嚴與善終。」照顧方式也差不多一樣，到底哪裡不一樣呢？不免令人感到混亂。

但在安寧這個區塊待了多年的前輩，就曾告訴我：「這就是『生死』的概念，我們面對的是生與死的問題！」

當聽到「安寧」時，我們是站在死的地方看「生」，安寧是從死亡看見生命的有限性；但是「緩和」的話，有些人是可以被治療而穩定的追蹤，可能現在在癌症第三期，但還在按照醫囑接受治療，對於未來還是可以控制，所以「緩和」

是站在生的地方學習與死亡並存，同時有活著的希望。

最近有一位我們前輩的老師不幸罹癌了，在我們去探望他時，老師對我們這麼說：「雖然我們都知道這條路要走，但就是不想去看它。」癌症分成四期，當醫生告訴你的病情已經在三、四期時，就是即將面臨死亡了嗎？

「站在生的地方看待死亡」以及「站在死亡之處看待生」，這兩種層次是不同的概念，如果站的角度不同，看待死亡的想法也會不同。每個人都會走向死亡，但是在這段過程中，我們可以選擇怎麼去面對它？如何度過？而非只是等死而已。

我們面對的是一個完整的人生，誰都不希望人生走了這一趟帶有遺憾。很多人對於死亡都有自己的解釋：「生死，就在一個喘息之間而已。」中文也有一個說法：「置之死地而後生。」

有位老師曾為「安寧」與「緩和」下定義：「緩和是活得有品質，安寧是死得有尊嚴。」可謂將兩者做了最好的註解；有人面對死亡會認為：「好吧！你想怎麼樣都可以，沒什麼差別，反正醫生都說我已經第四期了，也活不久了……。」也會有一些病人剛開始無法接受，覺得怎麼會發生這種事？

我曾經遇過一名患者，他無故被打成植物人，而施暴者卻自暴自棄地說：「我想做什麼就做什麼，反正我是末期的病人，都要死了，都無所謂了！」因為這種內心的衝突，進而做出了一種不理性的行為。但是，他沒察覺的是，即便是末期，他怎麼還可以想做什麼就做什麼，表示還是可以好好的活著呀！

當我們站在生的地方看死，心理上難免會有面對死亡的恐懼、害怕與未知的糾結，不知道何去何從，沒有希望。如同我們常說：「這是人生要做的功課。」有些人有宗教信仰就想說：「我回天家去了」、「我要隨著佛祖而去」。但日子裡除了擔心焦慮，還有生活要過，怎麼樣在已經知道有限的日子裡，讓自己好好的活，這是內心怎樣去看待事情的態度，也是每個人內心的轉化，當病患領悟到時，才有可能作為轉念的契機。

所以，當我們診療病人時，常常會自我分析：「他現在是糾結在哪一個點？」在生命光譜中，病患是站在哪個階段，瞭解之後，才好進行接下來的治療，或請相關專業人員從旁協助。

這也是緩和照護比較難做的地方，有時候並不是給一顆藥的問題，更不是一顆藥就能打遍天下，而是要跟病患敞開心胸的理解，我的做法大部分都是開了一個頭之後，就當一名良善的傾聽者，耐心聆聽病人述說自生病以來的點點滴滴。

在多間醫院輾轉，張阿姨的就醫漫漫長路

張阿姨是從他院轉過來的G2第四期的直腸神經內分泌腫瘤，合併單一顆肝臟轉移。

一開始是先到A醫院，接受直腸腫瘤及肝臟腫瘤切除手術，外科醫師之後，就將她轉到腫瘤科接受後續的治療。腫瘤科醫師告知，依據目前的治療標準可以定期追蹤就好，或是每個月使用體抑素治療即可，但她還是非常地擔心，正是因為對神經內分泌腫瘤的特性不夠瞭解。

她心裡想：「我是第四期耶，你只叫我追蹤就好，其他癌症第四期都有做化療、放射性治療等，你怎會只叫我追蹤？我一定要積極治療才行！」於是，六年多來，她輾轉了多家醫院跟醫師，其中她經歷癌症追蹤，以及肝臟轉移復發又再切除，最後輾轉來到我們醫院。

經過評估與考量之前的病情及疾病史，也傾聽了她的就醫漫漫長路，

最後她願意接受我們的說明，並配合接下來的治療，幫她申請健保給付的口服標靶藥物治療。

直到現在，我照顧張阿姨也有數年的時間了，前段時間追蹤穩定，而近幾個月疾病逐漸出現變化，肝臟又冒出了好多顆，這次是因為有一些臨床不適症狀住院，聽她的敘述，一開始身體很虛弱，腹脹、食慾差，後來嘴巴也造成破皮，無法順利吞嚥，也不方便講話，在疾病控制上需要即時地加以處理，我也跟張阿姨說這是疾病控制過程的一個變化，趕快處理之下，穩定病情就是我們的目標，她的配合治療就是對自己最好的幫忙！

盡一切努力，有尊嚴地活到最後一刻

不管是生面對死、死面對生，病人站在哪個階段都是最重要的，西西里・桑德斯女士（Cicely Saunders）是安寧醫療的創立者，她曾經為安寧緩和醫療的價值下了一個核心註解：「你是重要的，因為你是你；即使活到最後一刻，你仍然是那麼重要。」又說：「我們會盡一切努力，幫助你安然逝去，但也會盡一切努力，讓你活到最後一刻。」（We will do all we can not only to help you die peacefully, but also to live until you die.）這就是她留下來廣為流傳的一段話。

當我瞭解到張阿姨的就醫歷程，她覺得自己像是人球一樣被踢來踢去，後來又轉到我手上，知道對於醫療感到有些失望。於是我跟她說：「妳就是最重要的，到了這裡，我們都會好好照顧妳！」希望能夠給予她一絲的溫暖。

張阿姨住院二十幾天，症狀都慢慢有所解除了，也能夠進食吃東西，經過評估後就讓她出院返家，銜接居家照護的社區照顧。由於她算是癌症復發，於是我們持續進行緩和醫療的照顧。

這些癌症中末期的病人走到醫生的面前，可能都難免經歷過一段非常坎坷的歷程，以前我（敏吉）跟佳宏醫師、惠芳社工師三人，就是從初罹癌的照顧開始共同合作，希望能夠在癌症的初期或是剛開始診斷的時候，讓病人能跟著我們的腳步走，配合醫生的治療，也不要因為某些醫生的話語而感到受傷，轉而求助民俗療法、吃中草藥，甚至放棄治療，通常轉了一大圈再回來時，很可能都嚴重到無法治療了。

病人從罹癌初期開始，中間跟著原團隊醫師，相信跟著一起打仗的夥伴們，每個階段遇到協助治療的夥伴，這是治療的階段。

走到最後，才會進入安寧的階段，我們三人會一起照顧這名病人，像三總的安寧病房是由佳宏醫師負責，我（敏吉）則負責北市聯醫仁愛院區的部分，期間我跟他也有所接觸，就是我到三總學習安寧醫療的進修課程，跟佳宏醫師與惠芳社工師一起精進學習，在這個領域他們走得比我久，經驗也比較多，於我受惠良多。

但居家照護的部分，反而是我鑽研得比他們久，跟著安寧團隊一起進到病人的家裡面，進行治療和照護。

我們三人從病人的罹癌初期開始做起，經過中間的緩和照護，一直到後面安寧照護的部分，過程中各自扮演自己的角色，做好自己的本分，陪伴並協助病人走過這段辛苦的歷程。

Part

05

Neuroendocrine tumor,

NET

從奔走確診到積極面對：

神經內分泌腫瘤的疾病適應

每一種癌症的進展速度都不太一樣，而神經內分泌腫瘤的特性，就在於疾病初期不易被確診，以及進展速度比較緩慢，病人從復發轉移或晚期，到癌症末期時，仍有一段存活期。

因為已經有局部復發或全身性轉移的情況，此時的照顧重點，就銜接到所謂的緩和照護，它是以「病人為中心」的全人式照顧。

01 各個期別的病患，都可以自己掌握主控權！

「認」字的另一層意涵，也叫做「不得已之下的無悔無憾」，病人選擇不要再多做治療了，而這個也是一種「選擇」。即使治療空間已經很有限，但至少還保有了「要不要再繼續插管」的選擇。

擁有醫療的主控權，是一種生命價值和對待自己的態度。

對於疾病特性的適應，我們必須要用一個相對進展較緩慢，以及長期照顧的概念，來面對神經內分泌腫瘤。

胰臟癌、肝癌往往一經發現，可能就是晚期或末期，常令病人和家屬措手不及，而神經內分泌腫瘤與快速進展的癌症不同，大部分的神經內分泌腫瘤屬於進展較緩和的癌症，除了著重在手術切除治療外，實際上，醫師也會搭配多種不同的治療方式，如化療、標靶藥物治療、體抑素治療或放射性治療。

為什麼會是我？疾病認知的重要性

醫師在進行神經內分泌腫瘤的治療評估時，比起一般癌症來講，病人多了一層對於這個疾病的迷惑，因為不容易從名稱上直接理解它，通常可能會用一般癌症的概念，套用在神經內分泌腫瘤身上，但是它又有其特殊性，所以病患就會一直處在「這個到底是什麼？」的困惑之中，神經內分泌腫瘤從症狀檢查到疾病確診，整個過程可能很漫長，對於疾病的認知，又是另外一個層次的問題。

以大腸癌為例，大部分的人對大腸癌的概念是清楚的，可是當他罹患的是大腸神經內分泌腫瘤時，他就會產生一種：「我的疾病要歸屬在哪裡？」的迷茫處境。

當病人想要向親友說明，卻又講不清楚，甚至在找資料時，可能還是會有所疑問：「所以大腸癌的治療跟治療，大腸神經內分泌腫瘤，哪裡不一樣？」

疾病概念的認知調適，對於病人來講，是很重要的議題，這就是為什麼病人常常會問：「為什麼會這樣？」也是我們常說的：「知道為何，所以可以忍受任何。」知道了，所以比較能夠接受後續可能在治療上會面臨的狀況，也因此理解自己是為了什麼在忍受，甚至因為可以預期而幫助自己做調適的準備。而不是在什麼都不瞭解的情況下，只能一味接受，如此將會對接下來的任何治療，產生「這個有效嗎？」、「我可以這樣嗎？」、「我難道不能怎樣嗎？」的疑惑。

醫師在使用不同治療的過程當中，本來就會針對個案進行治療上的考量，譬如醫學倫理的「不傷害」跟「行善」原則，這個概念對病人來講很重要，病人本身在疾病治療過程的擔心，例如：副作用怎麼辦？其實在治療過程中，可能對身體造成的影響已經包含在評估之中了，如果可以讓病人更清楚知道，我們是替他著想的，他就可以更安心治療。

醫療過程中，醫師的治療（行善）與盡量減少對病患身體產生的影響（不傷害），這兩者要如何平衡，是醫師在選擇治療方式時，必須就個案的狀況應變，因為治療是個別性的東西，這些醫療概念也只是一種通則而已。

過去，我們常常在講「心理腫瘤」時，是著重在罹患癌症病人心理層面的「適應」，但是病人在適應與疾病治療的過程當中，適應是跟著疾病治療在走的，他的困擾來自於對治療方式所產生的疑慮或擔心，因此本書前三章針對神經內分泌腫瘤的治療方式，提供了完整詳細的說明。

戰勝 NET 臨床案例

「要再手術嗎？」因癌症復發而焦躁的阿海

針對神經內分泌腫瘤的疾病適應，首先應該有一個對於疾病進展類型的認知。六十五歲左右的阿海，有時候會摸到胃旁邊有顆腫塊，覺得胃脹脹的，好像吃一點就飽了，本來以為切除乾淨即可，但半年後的回診追蹤，進行例行性電腦斷層檢查、超音波，以及抽血檢查時，才發現脾臟旁又有一顆腫瘤，在會診其他放射科醫師，切片檢查後確認復發，但因已經開過刀，外科醫師建議進行放射性治療，放射性治療一陣子後，外科醫師建議他到腫瘤科，評估是否需要進一步進行治療。

腫瘤科醫師看到它是一個分化良好G1的神經內分泌腫瘤，便建議他再一次的追蹤，確認腫瘤並沒有擴大，且只有單一顆，不像其他病人復發後看到很多顆，因此他只要持續追蹤即可，或也可以接受體抑素治療。經腫瘤科醫師評估後，建議病患持續追蹤即可。

然而，病人心中仍有陰影存在，每次回診都會重複說：「可以再次手術嗎？我要不要吃藥？放射性治療後要怎麼樣？」言語中，充滿了焦慮、害怕與恐懼的情緒，希望尋求醫療人員給予一些建議。我們也知道神經內分泌腫瘤在治療完之後，可能就會有一段穩定期，但病情仍是需要追蹤，他的情緒方面也需要被照顧，於是請他每個月回來定期追蹤檢查。復發的神經內分泌腫瘤還是需要做處理，透過全身性檢查，評估身體其他地方都沒有腫瘤變化，採取放射性治療後，腫瘤沒有再變大，確認是分化良好G1的神經內分泌腫瘤，目前定期追蹤，沒有再吃藥。

醫病之間的信任與體諒，共同戰勝癌症

有些病人在診間會追根究柢，想要瞭解整個治療過程，並說一句：「這是我的知情權。」其實，醫療是很複雜的事，治療方式的擬定，具有個別專一的獨特性，醫療概念當然都有通則，但每個癌症的個別性還是有所差異，這當中很重要的一環就是醫病之間的信任建立，它奠基在雙方有沒有真誠的互動。

有些人本身就很容易與他人建立起信任關係，知道什麼時候把自己的狀況跟思考方向，清楚地告知醫療團隊，醫師可以憑藉著這些資訊來做考量與評估；有些人一開始可能會保持疑慮，認為：「這樣子真的有效嗎？」所以，醫病之間的信任關係是需要時間慢慢建立。

有些人雖然說自己相信醫師的專業，然而，當後面治療所產生的效益，與他的想像有些落差時，就會開始質疑，此時醫病之間的關係處在拉扯的動態之中，這無法苛責任何一方，需要雙方一起合作。沒有人能保證治療方式一定適合每一個人，我們只能為各個病患「量身訂做」，但是不是有所成效，或是可以普遍套用到每一個人身上，沒有人可以打包票。

當被診斷出重大疾病時，大家都同意有第二意見（Second opinion），病人不

見得只聽取某一個醫師的建議，他可能已經就診過好幾位醫師，最後在綜合考量下，選定一家進行治療。既然已經選擇一家醫院，代表在某個程度上信任醫師的治療方法，醫病雙方互相體諒，並且攜手合作，就讓自己與醫師共同合作，努力朝著打敗癌症的目標前進，才能戰勝癌症的挑戰！

找尋第二意見，也要把握治療的時間

病人可能一開始是因為某些症狀就醫，卻檢查不出任何病症，等到病情走到比較惡化的階段時，才會被檢查出來，這時候治療方式的選擇性相對受限。然而，病人在當下通常需要一段時間適應，因此會下意識開始懷疑或懊悔之前為什麼沒有檢查出來？或是再去追求其他的治療方式，甚至放棄西醫治癒性治療，轉向尋求自然療法。

很多病人在治療的關鍵期，會想要對病情有更多的確認，或者因為擔心而出現想要把持治療的主控性。然而，醫療是門專業，不像處理事務般只靠釐清因果之後，就可以下決策，它牽涉到更多癌症的機制、生理的反應，以及治療的風險。

單就癌症治療的過程來說，當醫師告知你，除了某一項治療之外，可能沒有其他更周全的方式時，與其花時間不斷找尋更多第二意見（Second opinion），期待一個更符合自己可以接受的方式，倒不如在徵詢專業意見後，把握黃金時間，聽從醫師的建議進行治療。有些案例或許在一開始就沒有太多選擇性，可能需要趕快開刀，或是開立重劑量的藥物，但是當病人的病情獲得控制時，其實治療方式是可以再重新討論。

疾病適應，具有個別性及動態性

患者在被宣告罹患癌症時，其實心理上就像是進入「走鋼索式」的疾病適應過程。疾病適應的過程是動態現象，隨時都會因病人而產生變動，每個人的特質都不一樣，有些人是堅定且積極，把治療過程視為一種挑戰及目標，希望努力達到治療的成效；也有比較焦慮的患者，任何症狀出現時，就會把它視作是一個巨大的壓力，擔心症狀帶來的影響，或嘗試要去解讀症狀的意義；也有些人是隨遇而安認為病情本來就是會變化，兵來將擋、水來土淹。

不同的人面對疾病的狀況本就不一樣，難以確認一定是什麼樣的結果，在這個過程當中，很多屬於個別性的原因或是結果，沒有辦法被推論。當我們常常說：

「我的朋友他就是怎樣……」或「我聽說誰怎樣……」，都不能取而代之，變成是自己依循的對象，這就是為什麼病人往往會有孤立無援的茫然感，需要周遭的親友多給予支持。

當然有很多辛苦的案例，最終結果是成功的；但是也有很多從很穩定的過程中，突然惡化的病例。疾病適應同時也會影響醫療決策，如果從心理適應的觀點來看，從各個案例當中，可以反思一個問題：「是什麼樣的原因，病人在晚期治療的階段，有人選擇繼續和癌症奮戰，有人選擇終止積極治療，接受安寧緩和治療？」

醫療的決策不是用「對與錯」來評論，而是瞭解那是一個怎麼樣的決策過程？可能是治療已經到達極限，但也有可能是病人在整個治療過程當中，不管是生命品質，或是他對於治療所產生的副作用，病患覺得自己沒辦法再承受了，這都是非常有可能的因素。

當然前提還是在於，客觀的醫療已經到達一個極限了，病患才因此做出如此選擇，這就是安寧的概念。然而在這之前，站在醫療的立場來講，醫護人員其實仍是支持病人接受積極的治療。

解密

神經內分泌腫瘤

疾病治療外，適時介入情緒照顧

對於神經內分泌腫瘤，個體的存活率很高，尤其初期治療可以經由手術及藥物的控制，可以獲得良好的控制而有較長的存活期，但生理上的不適，若是可以在罹癌初期時，就導入緩和醫療的概念，治療過程中接受一些藥物控制症狀，可能會讓病患的症狀更好一些。

病人身體上可能會面臨癌症存在的陰影，比如醫師和病人說：「你要定期回診、拿藥、抽血，或做電腦斷層的追蹤。」這些可能造成病人生活模式的改變，包括工作與日常生活，此時就需要社會及心理方面的支持，透過一些社會資源的支援，包括個管師、社工師與心理師的共同介入。

也就是說，此時除了疾病的治療外，情緒的照顧也十分重要，以疾病分期來說，此時即為「穩定期」。

即便是到末期，仍有選擇機會

努力且堅定的抗癌，一直是病人所抱持的目標，然而，當病情在治療上無法得到有效的反應，幾經輾轉，在整個過程當中，當我們要放下的時候，應該是什麼樣的一種狀態，才稱得上「生死兩相安」？

當病人說：「我要放手了」，他是處在什麼狀態？家屬是否完全接受醫療團隊的建議？還是認為好像還可以努力看看？似乎雙方都還沒有做好準備。

人終有一死，如何讓這個「死」，變成是一個自然的過程，一種有尊嚴的善終？這個部分是接下來想要談的重點——當疾病走到最後階段時，心理照顧也是很重要的一環。

有些人心裡會很期待，他們都已經如此配合治療了，應該會有一個好結果，但是當最後病情持續惡化，最終還是得到一個不好的結果，就會感到非常失落。倘若大家因而推翻之前所做的一切，否定曾有的努力，就有點可惜了。

其實很多病人在努力嘗試配合各種醫療後，結果雖然不盡人意，但病人會釋懷地說：「至少努力過了，我已經對得起自己了，沒有遺憾了！」

有些人就會想說：「既然連已經好轉的病情都可以瞬間倒塌，為什麼還要在書中推崇這麼多的治療方式？」事實上，重點不在於最後的結果，如果結果是好的，當然再好不過，但是面對遺憾的結果時，也許另一份心情可以是：這美好的一仗已經打過了，所以在某一個時刻點，我可以安心，選擇安然放下。

當然，醫師必須有一個清楚的病情說明，讓家屬與病患可以充分理解，然後病患在過程當中，能夠擁有一個屬於他自己對自身生命的最後想法，可能是「甘願」或「認命」。

「認」字的另一層意涵，也叫做「不得已之下的無悔無憾」，病人選擇不要再多做積極的治癒性治療了，接受治療的有限性，這也是一種「選擇」。最終，讓病人在沒有選擇的時候，仍然保有一個「選擇」的機會，即使治療空間已經非常有限，病情屬於一般認知的「末期」了，但至少還保有了「要不要再繼續承受這麼辛苦治療」的選擇權。

擁有生命的主控權，是一種價值和對待自己的態度。畢竟很多人活了一輩子，都在為別人而活，終於在最後的階段，他學會為自己發聲，這正是末期照顧的價值和意義。

02 衝破疾病枷鎖，展現生命的彈性厚度

當病患突破疾病的枷鎖，從牆內翻到牆外，就像已經從死裡逃生過一次，此時看見的是生命的拉扯和韌性，他們的生命已經被訓練出彈性與厚度。

讓他們清楚知道自己的疾病狀態時，一方面可以修正看待疾病的方式，另一方面，因為癌症之間不一樣的特性，也會影響到病人的生活樣態。

過去，對腫瘤與癌症的認識是，在復發後可能需要進一步的積極治療，比如說繼續化療，但神經內分泌腫瘤很特別，不同於其他的癌症，當它復發之後，除了要評估復發轉移的地方，留意復發轉移的「細胞分化程度」，更是治療的重要依據。

有時候，即便復發、多處轉移了，屬於分化良好的G1、G2神經內分泌腫瘤，在治療上的措施也不用很猛烈，例如採用體抑素治療或標靶藥物治療等即可。面對疾病的變化，唯有具備正確的認知，才不會徒增恐慌。

在復發階段，神經內分泌腫瘤的特性

從報章雜誌上會看到許多癌症復發的案例，心中就會有既定印象，只要癌症一復發，病患的生活品質就會降低，身體症狀需要使用更強的化學藥物才能控制，甚至需要進行手術切除更多組織，或是放射性治療的劑量要增加，這是過去一般人對於癌症復發的觀念。

神經內分泌腫瘤的特性是雖然腫瘤復發了，可是病人還是可以維持之前的治療方式，或只是稍加做些治療變化，改變治療方式，不一定要採取如此強烈的手段。

重點是要化驗病人復發的腫瘤類型，進行完整的追蹤，因為復發的腫瘤細胞分化的好壞，會影響到後面的腫瘤治療方式。若分化是好的，在接受腫瘤減積治療，例如手術、電燒、栓塞、電療後，再加上體抑素治療或標靶藥物治療，不會像其他腫瘤一樣進展快速，進而影響到日常生活；但若放著不管，還是會讓腫瘤越來越不好。因此，病人很容易在接受腫瘤減積治療結束後，發現身體沒有任何不適，就再也沒有回門診定期追蹤，就可能導致後來演變成無法處理的窘況。

就算復發威脅不大，也不能掉以輕心

台灣民眾對於疾病瞭解的認知，常常會習慣用一個籠統的概念：這樣就是不好了，復發了，就代表惡化……。

但對於神經內分泌腫瘤來說，醫生可能會告訴你：「你雖然復發了，但沒有想像的那麼糟糕，因為細胞分化良好，所以接受減積治療後，再加上體抑素治療或標靶藥物治療，腫瘤有機會再穩定下來，對你的威脅並不大，因此不用太擔心。」但若我們用這樣的概念，可能又會進入另外一種誤導的危險，亦即告訴病人說癌症即便復發了也沒關係，其實不然，因為神經內分泌腫瘤仍然有可能轉變成分化不好或快速進展、惡化，導致末期癌症。

我們一方面要讓病人明確知道疾病有惡化的可能，另外一方面要很清楚明白它的惡化似乎還沒有嚴重到立即威脅生命，只要能配合標準的治療，如何讓大家同時具備兩種概念並不容易，因為它只是一個機率，不一定會發生，不代表不會發生。透過定期追蹤及復發後的檢查，例如切片或是病理的檢查，等這些證據都弄清楚之後，才能夠明確地知道病人目前細胞分化程度，以及腫瘤復發轉移處，進而重新評估治療方式。

舉例來說，無法手術的晚期肺癌，平均一年會復發，之後可能只有兩年存活率，因此一聽到肺癌就知道病人五年內會病逝的機率很高；神經內分泌腫瘤反而沒有辦法在病人罹患後，就立即預測存活率，因為它的變化性很大，若在追蹤的過程中都是分化良好的腫瘤，擁有十到二十年的存活率都是可以的，但若是分化不好的G3神經內分泌癌復發轉移後，就可能快速惡化，所以神經內分泌腫瘤是變異性很大的癌症，不可輕忽！對於民眾在認識神經內分泌腫瘤之疾病適應的特性上，要知道為什麼儘管醫生說腫瘤是溫和的，也有一定的機率會變得更糟，甚至有罹病兩、三年就過世的病患，就好比為什麼有的人大腸癌三年就過世，有的人存活十幾年，有的乳癌病患二十幾年都活得好好的，但萬一屬於三陰性乳癌的病人，就比較危險了。因此還是有個別性的差異。

積極面對、消極頹喪，不同病人面對疾病的態度

關於病人在心理調適上，大部分都著重在病人的樂觀、積極性，只要一罹癌，大多數人都會拿成功治癒的案例來鼓勵病患，讓他們覺得有希望、有機會可以治癒，好像這樣就是對病患最好的選擇，但請不要忽略很多病人在一開始生病時，他面對很大的壓力，這樣的壓力會帶來恐懼、焦慮，甚至是絕望。每一個人對於生命遭受威脅的時候，因應方式都不同，有些人選擇力拚到底，有些人選擇認命：「好吧！看這個命運要怎麼樣，該來就來，你要怎麼折磨我，我這一條命就是老天的！」甚至感到頹喪，自暴自棄地認為：「我命休矣。」

「這杯咖啡有多少咖啡因，我好像不能喝……。」

「布丁裡的雞蛋是飼料雞生出來的，不能吃；裡面也有添加色素等人工添加物，我現在要吃天然、有機的食物，才是對身體好！」有一些人會因為焦慮而變得過分小心，但他們並不是積極營造新的生活態度，而是很焦急地尋求解方，但

這個解方反而讓自己陷入另一種不安之中，造成生活中更多的焦慮。

因此，不同特質和類型的病人，在疾病的認知上面會有差異，當病人清楚知道他的疾病的狀態時，一方面可以修正看待疾病的方式，另一方面，因為癌症之間不一樣的特性，會影響到病人的生活樣態。

解密

神經內分泌腫瘤

回過頭看，原來我已經可以開始新生活！

在疾病中期時，病人會面對情緒的擺盪，走過疾病的前期，感覺一切都往好的方向前進。此時，我們就有機會讓病人瞭解，當他治療到疾病中期階段時，可以停下來休息一下，讓緊繃的神經得以喘息，不要那麼累。

抗癌就像是在登山，爬到中間休息過後，再繼續往山頂「抗癌成功」的目標繼續走，往回頭看會發現原來已經走了這麼遠，但也會想問：「到山頂還有多遠？」一走到山頂的人會說：「很快。」而從山底開始往上走的人則會說：「好遠。」

當中途休息回頭去看時，你想要看什麼？很多人回頭看一路走來的路途時，哭著說：「我不要再來一次，如果讓我再來一次，我真的不接受，不如直接放棄！」可是有沒有機會重來，就看你怎麼走到現在，不管你的細胞分化程級是屬於分化好的、分化不好的，你都已經走過了治療階段，擁有了重新適應生活的機會。

擁有了全新的生活時，有一點必須要謹記在心——一定要把回診的時間安排到日程裡，將吃藥、抽血的時間也都安排在時程中，將這些變成日常生活。你會發現，電腦裡「我的最愛」不再只有吃喝玩樂的旅遊網站或網店，而是多了很多關於營養、運動、癌症等健康網站；與家人之間的互動也有所轉變，跟家人的關係將變得更緊密。

疾病對生命價值的衝擊與翻轉

前一段談的是病人對於疾病的認知，現在來談談另一個層次——病人對自己的認識。有些人曾經以為自己可以長命百歲，沒想到卻在五十歲的時候生病了，開始無法肯定自己能再活到九十歲，甚至覺得能夠活到七十歲就要偷笑了。這個時候，就會對下半段的人生開始調整規劃，可能原本是想要衝刺工作，生病之後就會覺得還是健康、生命比較重要。這些轉變可能是因為經歷了前面的階段而有所改變，在痛苦與煎熬中，展現出一個新的生命價值與樣貌。

這樣的轉變對於病友而言並不容易，彷彿小時候的眷村圍籬，一圈又一圈的鐵絲圍籬上面都有刺，無法直接跳過去。大家在經歷癌症的過程中，就像是必須要翻過有刺的圍籬，從牆內翻到牆外，過程很痛苦，內心也承受著煎熬。但身處牢籠內，必須要穿過圍籬，跑到外面的世界，一次又一次地突破內心的枷鎖以及身體的負荷，抗癌的歷程都是如此傷痕累累。即便癌症本身對身體的侵犯，或是治療對身體和生活的影響，沒有真的嚴重到產生不可逆的損害，但是對每個人內心的衝擊都會造成影響。當病患突破疾病的枷鎖，從牆內翻到牆外，就像已經從死裡逃生過一次，此時看見的是生命的拉扯和韌性，他們的生命已經被訓練出彈性與厚度，也對於人生的得與失，看重及抉擇，都有不同的體會。

若是因為病情進展，需要重新面對疾病治療的時候，他們已經不像新生，雖然害怕，但已經知道是什麼狀況，他們會展現出另外一種對疾病的認知，用更大的勇氣去因應。所謂的認知不只是對於復發或治療的認知，還包括懂得和自己對話：「它就在我的身體裡面，我可以和它戰鬥，但也懂得跟它和平共處。」

和平共處只是一種形式，與內在自我對話，可以學會如何看待疾病帶給自己的影響，以及如何努力維持目前生活的穩當，都是一種重新的自我認識。

如同我們逐漸進入初老階段，對於生活、未來都會有計劃，或是把握一些能夠讓生活安穩的東西，例如足夠的財富與親朋好友的支持。同樣地，病人在疾病適應的過程中，不論是對生活的節奏、生活的面向，或是未來的版圖，都已經經過一番修正，並且在內心詢問自己，關於這樣的修正，覺得怎麼樣？是否跟期待相符？

罹癌後「蛻變」的人生

「生病對我沒有太多的影響，因為家人也在旁邊，甚至更關心我。」

「我更清楚知道下半輩子要追求什麼了，以前汲汲營營於工作、追求成就，可是經過這一場疾病之後，才看見什麼是真正的快樂。」」

如果看過很多關於癌友的分享文章，都會發現很多人在生病之後，會選擇當志工幫助別人。舉例來說，很多乳癌病友會參加活動，宣導預防乳癌，或是抗癌鬥士宣導戒菸、戒酒，並將自身的經歷分享給大眾，這都是因為經過一場疾病戰役，他們瞭解金錢已不是追求的重點，真正的重點在於「活出自我」。

多數人生病後都會反過來檢視內心，從中探尋內在價值。如果說末期病人在安寧階段是「從接近死亡的方向，尋求生存的意義」，那抗癌治療期，病人的心理狀態可以視為「從生存的方向，望向死亡，正在努力地避開它，並找到新的人生目標」。儘管身體有著對生命威脅的莫名陰影，如果醫生說：「現在的狀況很穩定。」」病人的心情就會產生一些改變，好像重新燃起希望。

人生的兩端是生與死，在初診斷時，其實是在生的這一頭，但很多人第一個反應是：「我要死了……。」因為他看的方向就是如此，等到末期臨終時，幾乎已經站在死的那一端，他想的卻是：「我還有什麼方式可以活下去？」即便一天、兩天，一個月、兩個月，不是所謂的延長生命，而是如何讓我的生命「活」得更豐富？或是讓我這一輩子再沒有遺憾？這是一種生命的自我對望。

03 生活陷落困頓時的及時雨？

當病患找不到方向跟目的，卡在生活的困局裡，本身的支持系統已經潰堤，就要趕快導入外圍的支持系統與社會資源。

有很多人因為生病失去工作、家庭或婚姻，例如新婚階段的婦女，生病可能影響到原本結婚、撫育小孩的規劃，或造成婚姻不美滿，加上經濟也會受到影響，所謂屋漏偏逢連夜雨，人生因此變得更加灰暗……。

支持系統不足，適時啟動各項資源

生活的架構其實是層層交錯的體系所建構出來的，很多人沒有重心，找不到方向跟目的，如果持續卡在生活的困局裡，自己的力量已經消融，本身的支持系統已經不足，就要趕快導入外圍的支持系統與社會資源。

◆家庭會議

當病患被確診罹患癌症時，我們會需要一個團隊來穩定疾病帶來的慌亂，除了治療之外，團隊中的個管師會去追蹤病人的回診，或在聯繫時注意病人的特性，有特殊情況時就會進一步瞭解其家庭狀況。因為這類病人可能是多重壓力齊聚，也許同時遇到先生失業、孩子出意外等種種壓力下，自己又罹患癌症。

有時病情較為複雜，會希望病人及家屬對於治療層面有更多的瞭解，同時希望他們能對治療的過程及結果，有更清楚的認知。為了讓雙方有更深入的討論，醫療團隊會召開「家庭會議」，成員包括病人端以及醫療端，醫療團隊包含病人的主治醫師、個管師、心理師、社工師、營養師、藥師，或是相關科別的醫師，例如初罹癌的診斷醫師、負責開刀的外科醫師，或是甲狀腺方面的治療，需要會同核醫科醫師，相關的醫師都會集體與病人及家屬，針對疾病進行討論。

我們也遇過台灣的外配，剛開始來看診時，婆婆第一句話是問：「癌症會不會傳染？」除了老一輩對於癌症的標籤化與污名化之外，對病人的同理心也不夠，遇到這種情況時，我們會先召集這個家庭的主要成員，一起開家庭會議，讓家人能夠清楚瞭解病人所罹患的癌症情形及治療方向，解除病人及家屬疑慮，達成治療共識，並且適度地引進社會資源。

◆社會資源的管道

前一段外配的例子說明，當病人的支持系統沒辦法支撐確診後的生活時，外圍系統就顯得相當重要。所謂的支持系統，小從家庭開始，外擴到整個醫療團隊體系，再外擴到人際體系，以及自己的生活圈，再往外一層就是社會福利體制。

支持系統是一層一層的外展，雖然社會福利的幫助看似遙不可及，好像都不符合資格，但是當真的遇到困境時，它還是可以幫助到需要的人。

有人說，社會福利系統離我們好遠，今年（二〇二〇）因為疫情而有擴大紓困方案，也聽到很多聲音說：「我都領不到紓困金！」

當政府說已經發了幾十億的時候，仍然有不少人質疑：「為什麼身邊都沒有人拿到？」其實目前的福利政策都是屬於一種「殘補式福利」，也就是它會設定一些條件，符合條件的人，透過申請才能得到資源。當你還有在上班，甚至仍有薪水時，申請被打回票的可能性就很大。

同樣地，當病人說：「我生病很可憐，為什麼沒法補助？」這個可憐有時候需要客觀的資料來加以佐證，臨床上也曾有病人自認相當可憐，真實情況卻是病人還有三棟房子在收租金，他的可憐是指小孩都在國外，生病卻沒有人在身邊陪伴，這時大家就會區別他的無助呼求，並不是在生活經濟上，而是心理支持上。

如果真的有個病人因為生病而無法工作，導致房租都付不出來，馬上就要被房東趕出去，可能將成為街友睡在車站時，此時緊急的福利資源就是對他的支持，避免生活淪陷到更差的水平。

社會資源的管道有很多，不一定都是針對經濟層面，有很多的支持資源，例如癌症中心的癌症個管師，他們有一個癌症資源窗口，提供病人基本的癌症治療及照護的認識。除此之外，根據發生神經內分泌腫瘤的位置不同，可能會涉及不一樣的科別，在醫院裡，各科也有社工師，在就醫過程中，都可以尋求資源協助。

病人因為治療而暫時影響生活經濟時，社區的社福中心或區公所的社會科設有急難救助，可以提供申請，這部分的申請對象比較是指因為治療導致短期生活開銷比較大，並非長期性的，對於短期性的問題，則可以透過急難救助來幫忙。

萬一因為疾病的關係，中斷大部分收入，而且疾病也影響到身體功能，像是必須長期使用氣切或鼻胃管餵食，治療一段時間都沒有改善，導致生活功能長期受影響，這種情況下，就建議可以申請身心障礙手冊。有了身障手冊之後，表示「我的身體功能確實無法跟正常人一樣」，除了影響日常生活，也導致工作能力受到影響，進而造成收入有限，或生活支出增加，若再加上既有的支持系統薄弱，則可以進一步評估家庭的資產情況，申請低收入戶的資格，一旦符合相關福利條件後，後面的資源就能連結了。

在台灣的社會福利整體制度裡，社工師扮演一個很重要的角色，他們在病患的疾病適應歷程中，擔任的是資源的連結、資訊的提供，也是疾病適應的支持等輔助角色。這種角色在病人的支持系統出現危機時，就可以發揮其功能，甚至修補家庭的裂痕。社工師在處理的事情，主要是針對家庭系統的問題、經濟問題，醫病溝通，以及疾病適應問題，從中發現問題，並與醫療團隊一併溝通解決，這就是社工師在醫院裡面的角色。

在社區裡面，病人可能因為罹病導致進入貧窮線的邊緣，社工師的角色就是連結這些社福資源，醫院有社工師，社福機構有社工師，獨居老人也有社工師，社福體系很多元，就像醫生有分屬不同科別，社工師也有不同領域的社工師，但大致對於社福都是一樣的概念。

走過低谷，展現生命韌性

有所體悟，因而開展另外一個生命的面貌。

在癌症確診之後，雖然預期仍然有一段相當長的存活時間，但他的生命和健康是受到威脅的，身體上有可能因為腫瘤治療的關係，不管在症狀、身體、心理，或是自我認同感等，都會有所不同，甚至人際互動也在轉變。

有些人因為生病造成外貌改變，以前擅長交際應酬，現在可能會比較退縮、產生強烈的自卑感，這些都有可能改變病人，甚至造成他的擔心焦慮；也有一種病人的特質是極度焦慮，他會因為疾病的狀況和衝擊，以及治療的過程，讓他失去信心，找不到生活的目標，有可能人突然瘦很多，體力也沒有以前好，這些生活型態的改變，都會衝擊到他的身心。

個人是在社會系統裡生活，一圈圈支持系統，加上各個不同專業領域的配合，都是在幫助癌友們，建構疾病適應的支持力量。

「那些打我不死的，將使我更堅強！」很多人在生病之後，走過對生命陷落的哀怨後，會帶著感謝的心，這種情形就是生命韌性的展現。透過生命回顧的整理，讓病人在這個過程中，肯定這一切經驗的價值。

Part

06

Neuroendocrine tumor,

NET

創傷後的重新成長：

癌症晚期的情緒適應與CALM心理支持模式

「既然還有一定的存活時間，那我可不可以在這些日子裡，讓自己活得更好一點？」

重新尋找生命意義，可以是具體的事項，也可以是修正自己過去的錯誤，或是幫助自己從焦慮的情緒狀態逃脫出來，例如：學習瑜珈、靜坐，找到內心的平靜。

01 接受或者抗拒？

癌症晚期情緒適應

大家都有重感冒的經歷，當鼻塞、頭痛讓身體不舒服，情緒低落的情況下，心裡會產生很多想法吧！光是一個小病痛，我們都會翻轉很多因應的心態，何況是面對可能造成死亡威脅的重大疾病呢？

癌症晚期包括復發和轉移，初期時，腫瘤可以透過開刀切除，或是化療處理和治療，本來以為病情已經控制，卻又在後續追蹤時，發現腫瘤竟然發生轉移，需要重啟治療，這就是進入「復發和轉移的階段」。

醫病溝通很重要

對許多民眾而言，在醫病之間的溝通上，雙方容易因為對用語認知的不敏感而導致一些誤會。

比方說，民眾分不清「你的疾病只要控制就好了」跟「你的疾病會好的」之間的差異，就好比腦中風的病人在決定是否開刀治療時，醫生會跟病患家屬說：「有八成的機率可以成功！」家屬的想法卻是：「啊！有八成的機率會痊癒！」

當手術之後，病人變成長期臥床時，家屬就會感到落差，開始質疑：「醫生不是說會有八成的機率成功嗎？」

醫生表示：「對啊！他是成功活下來了！」所謂的成功，代表的是他活下來了。然而家屬希望的成功卻是：「整個人要跟以前沒生病時一樣好好的！」這就是醫療溝通上，雙方容易產生的落差，因此溝通且澄清雙方的認知是很重要的一件事。

有時候病人或家屬會說：「醫師都不講清楚。」其實並不是醫師不願意講清楚，而是醫療沒有絕對性，病人的個別差異性很大，醫師只能說大概機率，所以會告訴你：「疾病可以控制。」

試著想想看，若醫師用另一種方式說：「你不會好了。」聽在耳朵裡會是什麼感覺？是不是會覺得連醫師都放棄了？

「我的病不會好了，我沒有未來了……。」醫師為了要避免病人陷入這種絕望感，就會從另一個面向鼓勵病人：「我們現在有標靶治療，你的疾病還可以控制。」但因為個體對治療反應的差異性，病人治療後的復原狀況會變得如何，很難在治療前就得到結果。

面對復發的病患，生理與心理皆不可忽視

我們用以下這個例子來看，現在台灣人民的平均壽命到達八十．九歲，當有人問：「這樣的話，是不是說我就可以活到八十歲呢？」

我們一定會對他說：「好好照顧自己，保持身心健康，也許沒問題。」你看，是不是也沒辦法說得很絕對，還是會語帶保留。所以，在醫療處置上，需要醫病雙

方好好坐下來，給彼此一個溝通的機會。

依據內政部在二〇二〇年公布「二〇一九年簡易生命年表」指出，台灣的女性平均壽命是八十四．二歲，男性是七十七．七歲，為了身體健康，不要抽菸、喝酒，正常且規律地運動，加上醫療的進步，人可以活得比較久，但因為個體存在差異性，沒有辦法告訴你是會高於平均壽命？還是低於平均壽命？但醫師會採用數據跟病患與家屬進行溝通。如此一來，我們就會明白，在討論疾病治療時，藉由一些客觀的數據分析，可以預期透過治療可以達到的效果和機率。

我們希望病人可以與我們手牽手一起完成整個治療，過程中還會包含心理層面及家庭層面可能會面臨的問題，比方說：病患沒有人可以陪伴到醫院進行追蹤、看診，或是病患住得比較遠、需要持續工作以維持經濟……，這些都需要旁人的支持，因此個管師會與主治醫師團隊開共同照護會議，大家一起面對面討論後續的治療。

戰勝NET臨床案例

癌症復發，手術後情緒低迷的阿甘

六十歲的阿甘是第一期分化不好（G3）肝臟神經內分泌癌的患者，接受手術切除後，初期的疾病控制都很不錯，卻在後續一年多的追蹤檢查時，竟然再度復發。

手術切除，引發肝功能不全

經過一番檢查之後，發現肝上面的腫瘤只有一點點，因此醫師跟阿甘說：「你可以考慮選擇開刀切除，應該不會影響到整個肝臟功能。」阿甘也覺得沒什麼問題，就同意了醫師的治療決策。

沒想到，切除之後卻引起肝功能不全，手術後甚至產生黃疸後遺症，肝功能指數僅能維持在六到七，得知這個消息的阿甘，心情非常低落。

阿甘自此之後，情緒都異常低迷，除了繼續給予醫療支持外，還要探究他內心的想法，是否跟他之前設定的期望有落差，導致情緒的低落，或者告訴他下一步應該怎麼走，才可以讓肝臟功能恢復到較好的狀態。

肝功能不佳為阿甘的生活帶來一些難題，後遺症不只是黃疸，消化功能不好也會造成食慾不佳。在醫療端，除了營養的攝取，還會給予藥物的治療，讓肝功能維持在現階段，不再繼續惡化，病人手術的傷口沒有發炎，只是肝功能較弱。

這類型的病人在我們整體疾病適應上並不少見，概念就好比老人家平常都很勇健，怕的是跌倒，這一跌不是只有腿斷了，用石膏裹起來就沒事了，而是可能就此臥床，無法行走，並開始產生一些感染，例如褥瘡、泌尿道感染、蜂窩性組織炎，甚至進食問題等，接著就兵敗如山倒，各種疾病都找上門。

治療副作用，疾病考驗的是整體健康

其實很多的治療都有這種相互性，因為人是一體性、完整的個體，只是我們都用治療的概念區分，原本只要做一種治療，卻引發了後續的一些併發症，儘管治療好了，生理功能曲線圖在一次疾病之後，就有可能走到下一個階段。

不只是癌症，慢性病也是只要發作一次，身體功能就會退化一次，想要恢復就需要很長一段時間，若是病人還沒有恢復好又復發了，功能就會繼續往下走。同樣地，病人可能在治療的過程中，引發了其他問題，本來肝臟可能就沒有那麼強壯，剛好治療的藥物讓他原先已經搖搖欲墜的健康產生破口，其實疾病考驗的是整體健康。

「從數據上看，你的身體可以承受這樣的治療。」

在治療之前，醫師會評估病患的身體狀況是否可以承受治療，但只能從一般數據上核對，若是不進行治療，可能對身體的影響更鉅，但它會對病人造成的後續傷害，也很難預先避免。

因為藥物本身就有副作用，在治療前便會告知藥物的風險，例如癌症病人的癌症細胞本身也會容易造成血栓，塞住血管容易造成腦中風、臉中風、肺栓塞、心肌梗塞等，而少數病人在化療時也可能會發生血栓的副作用，但病人不可能因為這樣就不做化療，萬一不幸發生這種情況，只能緊急處理治療。

因此，當病人出現單側手、腳水腫、突然喘起來，或血氧偏低等，就要小心是否可能發生靜脈血栓或動脈栓塞，家屬需要趕緊帶病患回到醫院治療，在做化療的同時，醫師會視病人的危險因素等狀況，評估是否需給予一些副作用的預防藥物，像是抗凝血的藥物，平衡可能發生的反應。

面對癌症，身心理不同的因應型態

病人在治療疾病時，有時會引發其他難以處理的病症，雖然跟腫瘤並無直接關係，但因治療而衍生的不舒適症狀，導致病人可能會對治療感到挫折。

在心理層次的部分，要如何去面對這種情況？就病人而言，有些人會努力地想要面對威脅和挑戰；有一些人認為是一種「宿命」，來了就接受，管他是癌症也好，或是併發症也好，都把它當作是一個關卡，過了就好；還有部分的病人，在疼痛當下，甚至會產生無助、無望的感覺，覺得好像沒辦法改變這種無盡的受苦，每天的日子都得靠著咬牙撐過。

從這些病患對於疾病適應的態度中，有些人心理較有能力因應疾病帶來的挑戰，有些人則會感到挫折沮喪。如何面對疾病的態度，其實是可以做選擇的，但要能夠做選擇，並不是那麼容易。

面對疾病的心理因應，每一個病人可能都有經歷過不同適應型態的擺盪和徘徊。我曾經問過一些癌症患者，他們告訴我：「前兩天還覺得自己有力量去面對疾病，但到了隔天早上，頭痛得極為不舒服時，就會覺得已經被病魔打敗了！今天身體沒有不舒服症狀時，又會認為我要樂觀面對，還可以做自己……。」

大家都有重感冒的經歷，當鼻塞、頭痛讓身體不舒服，情緒低落的情況下，心裡會產生很多的想法吧！光是一個小病痛，我們都會翻轉很多因應的心態，何況是面對可能造成死亡威脅的重大疾病呢？

整體來說，走過一段循環後，最後會較常呈現在某一個狀態，那種狀態可能是迎向挑戰的抗癌鬥士，或是覺得人生無望，抑或是焦慮地把生命意義過得只剩下「對抗癌症」這件事，這些都是不一樣的適應型態。

有的人會表現得很積極，覺得自己就是勇者，但有時候太積極時也會讓人擔心，因為他沒辦法及時敏感發覺危機正在接近，或是他不敢去表達自己的脆弱。這類的病人通常表現出自己很好，已經可以面對疾病的任何挑戰，甚至否認自己是生病的人，認為心理的堅強代表著一切，而身體的病痛不足為懼。

另外一類病人是已經很絕望，不相信有改變的可能。這類病人想要改變的動機很低，往往是週遭的人比他更積極、更擔心，努力地想拉他一把，讓他從泥淖裡走出來。

無論何種適應型態，如果能適時地覺察到自己的心理狀況正受疾病影響，而產生對現況不滿意，或覺得對未來找不到希望，這樣的病人建議可以找信任的人聊一聊，會有一些幫助，讓自己有機會可以調整一下心境。

生病之後……，重整人生和情緒

疾病本身不全然都是負面的影響，有時會帶動生命的議題出來，譬如：「我本來覺得家人不愛我，經過這一次的大病，才發現家人都是對我不離不棄，他們在我最無助的時候沒有離開，還是持續陪伴我。」當病患一被觸動，就會開始有機會整理過去的生命，或是往前看。

「既然還有一定的存活時間，那我可不可以在這些日子裡，讓自己活得更好一點？」重新尋找生命意義，可以是具體的事項，也可以是修正自己過去的錯誤，或是幫助自己從焦慮的情緒狀態逃脫出來，例如：學習瑜珈、靜坐，找到內心的平靜。

有些人面對情緒時，很容易衝動；有些人則是容易陷入一種「我不值得，我的人生沒有價值」的漩渦裡，透過對情緒的覺察與整理，重新學會一個新的因應方式。

曾經遇過一個病人，在生病之前，每一個晚上都睡不著覺，反而在生病之後，睡得特別香甜，問他原因，他說：「之前因為覺得自己還可以做什麼，每天晚上都想著可以做什麼、世界為什麼對我這麼不公平……，每天都想著這些問題，導致睡不著覺。」自從生病之後，反而睡得更好了，是因為心裡覺得所求無事了，就是過好自己的每一天，按照醫囑吃藥。

我是癌症病患，但從不消極面對生命

阿秋回到診間進行疾病的追蹤，談到現在的生活。

「生病之前啊，每天都忙數十件事情，生病之後，每天只做一件事情——掃地。」她說從掃地當中體會了人生，每天掃完地之後，就覺得自己完成一件事情，再到附近的公園散步。

***

黃阿嬤把爬山當作健身，她說喜歡看大片的葉子，想像葉子從嫩芽長大，過程中所經歷的風吹日曬，就好比自己的人生經歷，但葉子總會有枯黃的時候，當看到葉子已經枯黃了，她就覺得那一片葉子應該要掉下來，但那片葉子還堅持在樹枝上，搖搖擺擺就是不落下。

對於這樣的畫面，大多數人的想法是：「你看人家多堅強，葉子都已經出現黃點還硬撐著。」然而，阿嬤並不是這麼想的，她說：「看到葉子這樣，我就告訴自己，如果有一天我的生命像這樣即將殞落時，我一定要瀟灑地風一吹來，就隨風飄落。」所以在癌症末期時，選擇住進安寧病房，因為她希望自己能夠走得瀟灑。

***

阿森的癌症已經獲得控制，接下來只要定期回診追蹤就好。

有一天，他提早回診了，因為還不到回診的時間，於是我好奇問了一句：「這次怎麼提早過來呢？」

「因為我想要做防疫小尖兵，所以來醫院抽血，看看能不能做一些事情。」若是抽血檢查後，確認身體狀況沒有問題，就會先去報名初階課程。他雖然是癌症患者，但他想要做義工。

02 癌症轉移後的照顧——CALM的生理與社會層次

「CALM」是針對癌症已經發生轉移的晚期癌症照顧模式，在病症不穩定到惡化時，就可以介入病患的心理照顧，其服務對象的特性是當病患有一些困擾，而他本身也有意願想要改善時……。

本章節帶大家認識由加拿大精神科醫師 Gary Rodin 所提出的 CALM（Managing Cancer And Living Meaningfully）心理支持模式。

我們將初期分為癌症第一、二期，晚期分為第三、四期，末期為第四期以後。有的癌症進入遠端轉移的第四期就屬於末期，但有的癌症即便是第四期仍有好幾年的存活率，例如淋巴癌，依照癌別及個人身體狀況而有所不同。

緩和醫療的晚期，可能是在癌症分期的第三期、第四期，但癌症心理支持可以在第二期或第三期時，就透過 CALM 來協助病人的心理照顧。

CALM 一種支持性及表達性的心理治療取徑，提供晚期心理調適

台灣心理腫瘤醫學學會（Taiwan Psycho-Oncology Society, TPOS）及亞太心理腫瘤學交流基金會（Asia Pacific Psycho-Oncology Exchange Foundation），在台灣長期關注癌症病人的心理照顧，一開始關注到 CALM，是在國際心理腫瘤學會（International Psycho-Oncology Society, IPOS）的國際年會中，聽到了 CALM 的照顧模式，認為這個照顧模式對於癌症病人的心理照顧會很有幫助，便於二〇一九年春天號召籌組了一個學習小組，前往加拿大多倫多大學

參加CALM的工作坊，也在二〇一九年七月份邀請Gary Rodin到台灣舉行CALM基礎工作坊。

CALM含括的各個面向，剛好可以補足目前國內在晚期癌症病人的照顧，因此便期盼能將CALM模式引進台灣，目前國內的和信癌症醫院已經正式和Gary Rodin的團隊簽約合作，並由莊永毓醫師在Gary的遠距離督導下，開始利用這個模式為晚期癌症病人提供心理照顧。

Gary Rodin所發展的CALM模式同時融合了精神分析、依附理論、存在主義、意義中心治療等，它不是單一的心理學派，而是融合了過去的背景知識，來建構的心理治療模式。

在病人的晚期心理調適裡，病人在癌症惡化、轉移的情況下，一方面要面對的是內心對於死亡威脅帶來的種種慌亂、恐懼及擔憂，另一方面則要跟著治療往前，生活的腳步似乎也停不下來，這種內外的拉扯，讓病人處在一種「你們不懂」的孤獨及無助中，即便堅強，眼淚似乎也會偷偷落下。親友得知情況，似乎只是告訴病人要勇敢，但其實大家所指的「勇敢」，就是要讓生活「過下去」。

CALM的概念可以融入在會談當中，它包含了不同的面向，當中還有各自細項的議題可以深入探討，幫助我們更能掌握晚期癌症心理照顧的重點。

CALM是一種支持性及表達性的心理治療取徑（a supportive expressive therapy），主要的形式為個人式會談，當主治醫師或個管師發現病人在疾病適應上有些許困難，不管是如何面對接下來疾病變化的死亡準備、目前的人際互動，或者是自身的自我尊嚴感喪失等，這些情況使病人出現了一些想法，容易沮喪地認為自己是癌症病人，就不等於健康的人，當這樣的想法不斷影響著病人的生活時，就有可能讓他產生衝擊或焦慮感。

在這種需求之下，CALM治療模式就可以介入，它最主要透過三到六次短期的會談，有需要時可以延續次數，一次會談大概四十到五十分鐘，和一般心理會談時間相同，但每次會談至少需要半小時以上。

我們很高興得到Gary Rodin本人的支持及同意，可以在這本書中跟大家介紹Gary Rodin所發展有關CALM模式，其中針對一些名詞的中文翻譯的部分，這裡參考二〇一九年夏天Gary Rodin受邀來台灣舉辦工作坊時，由台北榮總家庭醫學部高舒臨床心理師協助課程講義的中文對照文稿。高舒心理師本身也是一同到加拿大學習CALM的小組成員，因此，她也樂見本書得以更詳細地介紹CALM。

CALM關注的核心議題／面向：從實務到更深入的問題

參考資料：Managing Cancer and Living Meaningfully(CALM)Therapy. Sarah Hales,Christopher Lo,and Gary Rodin

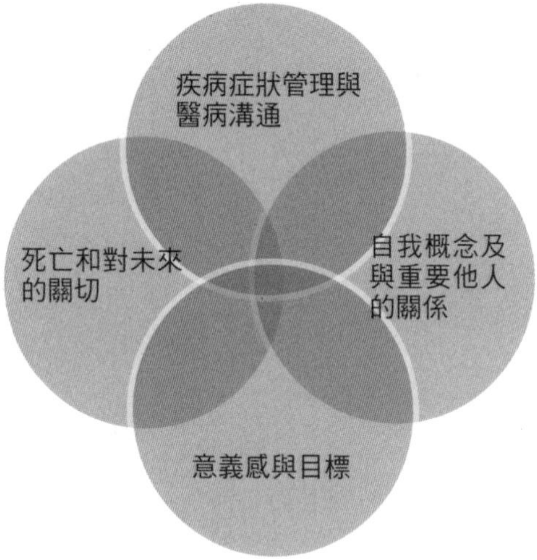

CALM是早期的緩和醫療照顧，針對轉移性或晚期癌症病人的心理照顧：「一種針對晚期癌症病人，所提供之結合腫瘤及緩和醫療的心理照顧模式。過程中，乃提供病人及其照顧者一個具反思性的空間，藉以讓他們彼此間的經驗對話，並討論和解決在晚期和疾病進展下，所涉及之重大決定、負荷，以及適應性的挑戰等議題。」

Gary以四個關注的核心議題／面向（Domains）的概念來建構CALM的支持模式，四個面向分別是：疾病症狀管理與醫病溝通、自我概念及與重要他人的關係、意義感與目標、死亡和對未來的關切。

解密

神經內分泌腫瘤

安寧緩和與CALM模式，針對的照護對象不同

安寧照護是針對末期的病人所提供的照顧模式，它的特色是提供「身、心、社、靈」的整合性照顧。但它不是只在末期階段才會被導入進來，其實在疾病初期時，我們關注的就不是只有治療的部分，同樣也有對病患身體症狀的舒適，以及心理情緒穩定的照顧概念。所以「安寧」是一個疾病照顧歷程的概念，特別著重在末期時的整體性照顧。

但晚期心理照顧是一個方向，假如畫一條疾病歷程線，左右兩邊，往左是前期治療階段跟生命的整理，逐漸往右則是為死亡進行準備。而我們本篇要介紹的CALM模式，就是在晚期階段的心理照顧，它一方面關注到病人目前的疾病治療，但同時也引導病人重新整理自己在身心社靈等面向的議題，過好每一天，同時也為往後的時間預作準備。

◆針對個人，給予客製化的ＣＡＬＭ

所有的癌症照顧都有生理與心理的照顧，以及靈性的照顧，屬於全面性，只是過去大多是在安寧階段時，這三方面才會比較被放在一起討論，在癌症初期時，大家都著重在疾病治療，如同前三章著重在治療方面，相對比較不會聚焦在心理議題上。

既然安寧共照跟ＣＡＬＭ都會照護到身心靈方面，兩者到底差在哪裡呢？

「安寧共照」是在病患的癌症已經到了末期，逐漸無法再接受治癒性的積極治療，才會導入安寧資源，一邊緩和病患的症狀，一邊著重在病患與家屬心理與靈性的照顧；而「ＣＡＬＭ」本身是晚期癌症照顧模式，在病症不穩定到惡化時，就可以介入病患的心理照顧，其服務對象的特性是當病患有一些困擾，而他本身也有意願改善時。因此，ＣＡＬＭ照顧模式與安寧共照不同，後者是全面性的照顧模式，可以套用每一個病人身上，只是服務內容的區別而已；前者則是針對個人，需要視病人的情況給予照護計劃。

舉例來說，晚期復發或遠端轉移病患，除了身體問題之外，可能還有心靈方面的問題，若病人原以為開完刀便可痊癒，結果疾病發展卻走向晚期，因為落差感導致心情非常低落，此時就可以提早介入緩和治療，尋求心理師的協助，並和團隊討論，針對有疾病適應需求的病人，我們就介紹CALM的介入模式讓大家參考。

第一面向：疾病症狀管理與醫病溝通

CALM分為四個面向，與安寧的身心社靈的概念類似。

第一個面向，談到疾病症狀管理和醫病溝通，著重在提供病人及家屬於疾病惡化、症狀困擾，以及醫療決策過程中的支持。此時的醫病溝通，並不是對於疾病的解釋，而是協助如何抉擇——手術或是化療，或是臨床試驗？心理師可以從旁協助病人進行討論，並給予支持。

臨床試驗指的是有一個新的治療方式，但還沒有完全確認其成效。有些病人的想法是多一個選擇就是多一個機會，但有些人會保持著比較負面的想法，認為自己被當成白老鼠，病人最常陷入心境上的調整，是因為治療方式還沒有達到完整的實驗結果。

可能在臨床數據證明它是有用的，也有可能是無效的；凡是藥物都是有副作用，有可能最後不但沒有效果，反而造成傷害。所以，到底是自己去抓住機會，還是被情境所侷限，不得不做的選擇？此類的問題需要經由討論，因為醫師已經講得夠清楚：「目前有新藥，但仍在臨床試驗的階段。」

病人需要決定是否使用，還是等到兩年後的結果出爐，但到那個時候，身體的狀況可能已經沒有機會了，若是選擇現在使用，就必須要承擔效果不確定的風險，甚至可能有其他併發症的產生。

醫師一兩句就會講完可能發生的狀況，就交給病人抉擇，他們的內心就會有很多的掙扎與猶豫。這種站在交叉口的掙扎，在我們人生當中比比皆是，例如選擇學校、選擇科系、選擇職業、選擇對象時，都會陷入掙扎當中。病人還在猶疑，無法下決定，此時就要找人諮詢，也許會有意想不到的結果。

CALM告訴你，其實人生當中有很多的東西，需要找人一起討論，而且這個人必須是熟悉這個領域。之所以要特別尋求懂得癌症治療的專業領域人士，除了他們非常瞭解癌症的概念，他們還會知道現階段，你會遇到什麼樣的困擾、矛盾跟掙扎，通常需要在癌症病房服務過的專業人士，才會知道病人狀況的走向，以及治療方式會產生什麼樣的狀況。

例如，化療容易引起噁心、嘔吐、掉頭髮等副作用，一般民眾也許知道癌症治療，但不會知道原來背後會衍生這麼多的問題。因此，需要對癌症治療知識有相當程度的瞭解，同時也必須有「心理專業」的訓練，這樣的專業結合才可以進入會談模式，引導病患思考決定，協助病人與醫療團隊溝通，以及提供適當的支持。

解密

神經內分泌腫瘤

我可以跟誰討論？

「可是病人的照護團隊裡，不是有癌症個管師嗎？也可以跟他討論治療的決定吧？」

個管師的身份大多以護理師為主，主要針對的是治療流程或狀況，以及病人相關工作，醫師跟病人討論大概的治療方向後，治療過程的疑問，可以由個管師和病人諮詢，提供一些癌症治療及照顧的資訊，但個管師可能無法觸及內心的深層考量。

也就是說，醫師可能覺得還有機會可以繼續治療，但病人的考量可能更多。這時候，病人內心面對的拉扯與掙扎，可能不單單只是治療本身，還有著包括家人、經濟、工作及未來等，此時就需要有一個可以從病患的立場，客觀地陪著病人分析利弊，給予支持，團隊裡的心理師也是醫療決策時，可以諮詢的專業人員。

第三方角色，更深層次的討論

一位意識清醒的六十歲男性患者，屬於分化不好（G3）的肺部神經內分泌癌併多處肺、肝及骨轉移，因為癌症擴散到肺部造成呼吸功能衰竭，目前透過呼吸器維持生命，一開始個管師會鼓勵他：「你要打化療，才有希望。」但加護病房的醫師認為病人的身體很虛弱，沒有做化療的必要。

在個管師的鼓勵下，病人接受了一次化療後，需要再進行第二次，卻在注射前一刻，女兒突然決定不打了，因為擔心病人的身體太過虛弱會承受不住。

到了第三次，醫師評估病人身體狀況可以承受化療，便建議繼續進行化療，但家屬怕有個萬一而陷入猶豫，當雙方對於是否化療的決定有分歧時，病人突然清醒並決定要嘗試。

通常病人到這個階段都會有一種想要繼續拚搏的心情，但究竟想要拚到什麼地步就是一個問題。此時，如果病患想要找人討論，至少有一個人可以跟他聊聊，當時的抉擇可能不一定是在決策上面，而是在過程當中，對於他的擔心是否有人聆聽？有沒有人陪著他討論？其實他已經想要放手，但就是還有捨不得、放不下的事物，以及不甘願的部分，就需要有一個人可以在他旁邊談一談，他的放手究竟值不值得。

癌症的治療必須是全面性的評估跟考量，但往往大家都沒有考量到病人社會層面的心理狀態：他願不願意去接受？他的經濟、家庭支持能不能負荷？治療的過程中，都需要考量照顧人力與金錢，當這些事物都無法獲得的時候，他的條件是否合適採用這樣的治療？但在現場的醫療團隊人員，可能無法討論到如此細部的層次，便需要找另一個適合的角色，所以此階段在CALM裡面，是針對病情症狀的管理跟醫病溝通的層次。

第二面向：自我概念及與重要他人的關係

罹癌之後，病人的自我價值感會發生改變，認為生病之後，已經不再是那個意氣風發、未來充滿光明的自己了。病人在疾病進展進入到晚期，他會更需要他人的照顧，在治療的階段，以及治療完的復原階段，生活中的一切事物都需要依賴他人。這個面向的議題包括：喪失身分認同及自我價值；害怕依賴，以及成為負擔或驚嚇到他人，並協助病人重新建構安全的依附關係。

當一個人身體因病痛而導致生活功能或體力受影響的時候，就會覺得需要有一個人代勞。在過程當中，會產生依賴的需求，覺得旁邊要有人陪，好壞是其次，至少身邊有人陪伴，當病人察覺到這種和過去能獨立自主生活的狀態不同時，會看見自己的依賴需求產生，害怕自己竟然需要依賴和依附別人，開始擔心自己成為別人的負擔。這時候，客觀的生活問題，就轉變成為內心的情緒，與面對疾病的適應問題。

常常有病人決定不治療，究其原因令人納悶。我曾經會談過一個決定不繼續治療的患者，問他為什麼不治療，他說：「不想成為別人的負擔。」後來，我們和家人向他保證，請他不需要擔心，整個治療大家都會陪伴著他，他才願意接受。

病人的驚訝和驚嚇是常見的反應，自己對於依附的需求與不安全感，它會牽涉到與他人之間的關係。例如，在醫院裡常遇到有些獨居、社會支持系統薄弱的病人，有一天身體衰弱，需要有人協助日常生活時，他們要再重新與社會連結。一開始，會出現很多抗拒：「這二、三十年來，都是自己一個人生活，都過得好好的，不需要你們！」

我們就跟他說：「那是過去的你，現在你需要別人的幫助，所以請開始申請身障手冊、低收入戶等證明。」他們會開始從「我還可以，你們幫我些什麼就好」，到逐漸接受「自己的功能已經不好了」，內心的聲音是擔心失去生活的自主，以及無法掌握功能喪失的慌張，這種調整的面向其實都是一種適應。

在CALM的架構中，我們協助晚期癌症的病人，體認到因癌症治療及病情進展，而逐漸喪失自我功能的事實，以及理解他們過程中的感受，並給予支持。

當然，在這一個部分就必須和病人談到，他的家人或照顧者的議題，因為照顧的需求會改變原有的互動關係，而大部分的病人和家人間，也都可以適應這種因疾病而轉變的角色關係，但還是有些病人，會在角色與關係的轉變上，出現擔憂或抗拒，結果反而造成了關係上的緊張，導致疾病適應困難。

03 在生死裡，相伴同行

CALM的心理與靈性層次

「活得更好」不是在於金錢，而是在於讓自己的存在有一個重量。

透過自我認識的歷程，勇敢地在癌症晚期找到一個新的生活方式與重心，也展現自我價值，如同「Living with Dying」，亦即「生死同行」，我在朝向死亡裡面活著……。

在抗癌的過程中，所經歷的一切，都將成為病人的人生故事。

第三面向：意義感與目標

在之後的日子，把這期間所體驗的經驗娓娓道來時，我們會用同理及理解的態度支持他們，傾聽的同時，也能更清晰呈現過去經歷對病人的意義性，甚至從中見證自己如何沒有被困難打倒，從而看到生命中的價值，認清什麼才是對自己而言最有意義的事情。

進入到心理層次的面向，引導病人開始思考人生的目標和排序，生活的重心要擺在哪邊？如果生命是有限的，那我還想努力的是什麼？過去的輝煌成就，帶給我的影響如何去看待？這些面向就像是智力環一樣，它不是獨立存在，每一個議題都環環相扣，彼此互相影響，也可能成為自我跟他人關係的解套。

走過人生這一遭，最後我留下的是什麼？什麼又是「我」？回到「我」的議題討論，這個部分可以談得很深入，除了自己的價值建構之外，還有面對死亡最深層的內在恐懼、生命韌性，以及心理質性，我們會透過會談，支持病人讓他可以同時在疾病進展中，一方面認知生命的有限性，一方面懷抱對自己的肯定，進一步釐清自己真正還想要的是什麼。

第四面向：死亡和對未來的關切

第四個面向是關於死亡的想法、恐懼和希望。

病人在晚期的階段，生命受到很大的威脅，但還是有相當機率的存活期，仍然可以做一些什麼，所以有很多人、網路文章都在傳達要有「積極」、「正向」的態度對抗癌症，但是晚期的病人不可否認地會有面對死亡的恐懼與焦慮，此時，這樣的焦慮還會以症狀的方式表現出來，例如：疼痛或氣喘。

CALM提供了一個機會，以開放的態度和病人談論「如何面對死亡的焦慮」以及「對於死亡的看法」。同時，CALM也導入一個重要的觀念──「雙重覺知」（Double Awareness）。

Gary 表示：「個體面對晚期疾病和死亡的成功與否，取決其能否維持一個體認自己乃同時朝向活著與朝向死亡的『雙重意識』。」也就是說，晚期病人仍然存在未來感，但這樣的未來感需要搭配現實裡的疾病進展，在生與死之間取得平衡，在追求當下有意義的生活中，同時要為自己的臨終跟死亡做準備。這樣的準備並非是急迫性，不像安寧在做死亡的準備時，要談論接下來的後事或心願完成。

這個階段的準備重心可以放到未來醫療的選擇上，例如在二〇一九年起實行的《病人自主權利法》，病人可以提早表達當疾病走到末期階段時，想要接受什麼樣的醫療。除此之外，病人需要開始知道原來有些生命的意義與價值，在此時需要開始銜接，亦即彷彿突然看見了「死亡其實是會到來」的這件事情，它已經在眼前，而不久後的下一個就是我。

因此，若還有什麼樣的希望和計劃，這個計劃未必一定要具體做出來，也可能是一種想法。例如想要與重要的人和解，因某些原因無法再實踐，但可以透過意義的轉換，轉變成對自己的期待。

曾經有一名患者的父親早已去世，但他仍然想要與自己的父親說說話，解開以前的誤會，此時他可以透過抽象的心理內在對話，進行和爸爸那一份沒有完成的和解，達到他所期待「關係無憾」的效果。

戰勝 NET 臨床案例

陪著回顧生命歷程，找回當初意氣風發的船長

阿凱是一位七十幾歲的男性退休船員，最初在腫瘤科治療多處轉移性、分化不好（G3）的肺部神經內分泌癌，後來因急喘症狀就診，發現腫瘤擴散轉移，更加惡化，因無法治療選擇進入安寧病房，採取症狀控制，透過支氣管擴張劑或嗎啡類等藥物，舒緩腫瘤產生的不適症狀。

不配合醫囑，呈現自我放棄心態

起初，阿凱即便很喘也非常不願意配合治療，開始產生很多負面情緒，對疾病治療的抗拒，不配合打針，還把提供氧氣的氧氣管拔掉，開始呈現自我放棄的心理狀態，不僅對醫囑的配合度不好，跟醫療團隊的互動關係也不融洽，我們認為他在面對疾病進展的適應出現困難，需要介入協助。

當阿凱的症狀還可以進行治療時，卻不願意配合醫囑，背後一定有其他的原因，「以前都是人家聽我的，我現在為什麼要聽你的？」這是過去的他，但他並不曉得，不論是誰，只要在醫院裡，都需要遵循醫師的指示，沒有例外。

面對這樣的病人，我們剛開始覺得除了症狀不好控制外，醫病關係也產生很大的障礙。醫療團隊的人都很想幫忙，然而阿凱又不讓人靠近，但他總是會有需要旁人協助的時候，比如他沒辦法自己行走，需要有人攙扶，慢慢地我們開始找機會去接近他，阿凱也逐漸放下對醫護人員的防備心。

風一般的男人，面臨自我尊嚴的衝擊

有一次聊天，才得知阿凱的老大性格來自於長年在海上擔任船長身份，一個人的決定可以帶動整船幾百人的命運，因此他是一個很有自主能力的人，凡事就是「我說了算」。

「我再也不是發號施令的船長，竟然連走路都要依靠別人攙扶……。」當生病之後，日常生活都得依靠別人時，對自己的價值感正在逐漸喪失，應該如何去面對？阿凱的自我尊嚴如同擱淺的船艦，對他來說，這是一個很大的挫折與衝擊。

當發現有人願意聽他說話時，他請家人把自己的相本帶來，拿出一張照片分享給在場的人。照片裡的阿凱站在甲板船緣，穿著風衣，戴著墨鏡，留著當時最流行的披頭四長髮，背景是紛飛的大雪、冰山和大海，非常壯觀。從照片彷彿就可以感受到寒風呼呼，風和雪就這麼地吹向他，冷冽及滄涼反而形塑出一份瀟灑，照片代表了他的輝煌時刻，在海上呼風喚雨的年代，充滿價值感和意義。

我們相信即便對一個船長來說，他在海上的生活仍然是辛苦的，但他在辛苦的過程中可以活得瀟灑，那就是人生當中最燦爛的時光，他驕傲地形容自己是「風一樣的男人」。

當生活中的灑脫因為疾病被限縮時，突然間找不到平衡點了，阿凱想要像以前一樣的灑脫自在，卻因為疾病的限制，沒有辦法再找回當初那份尊榮，因此在我們與他的交談過程中，其實也是跟著走進他的生命，陪著他重新找回那個有自信的自己，後面的治療也會變得比較順利。

承認對死亡的恐懼，整理自己的人生

透過這個案例，補充一個CALM的重要概念——雙重覺知，一個人活著的同時，也朝向死亡。

很多晚期患者會告訴自己：「我一定要活下去！絕對要戰勝癌症！」但同時心裡也知道，自己的疾病正在朝著死亡靠近。在過程中，我們會看到他對生活功能的逐漸喪失，加重了對死亡的恐懼。病患會說自己還有想要做的事情，然而當我們與他會談過後，才終於承認死亡的接近，對他產生的威脅跟恐懼。

阿凱難道不知道自己的病況惡化？其實他心裡早就明白，但表現出來的卻是不接受，他還希望保有生命的所有掌控權——該如何平衡內心的失落，同時維持生活的控制感，這是多麼陌生的一件事。等到我們進一步會談後，便問他：「如果你是一艘船，如果這一艘船過不久即將到達目的地，這一段旅程將要結束了，你要怎麼樣去告訴船上的這些旅客準備下船，你需要準備些什麼？這趟旅程讓你印象深刻的是什麼？不論整趟過程當中是平順美好，或是遭遇驚濤駭浪，這些記憶都將成為你的一部分。」

這個時候，阿凱就可以與自己做一個連結，讓自己知道這都是屬於他的過去。每一段旅程都有一個終點，他也知道到了要下船時，是什麼樣貌，事實上以他的年紀來講，他並不會不清楚什麼是死亡，只是在死亡之前，不知道自己應該用怎麼樣的姿態面對，從整個會談中，他突然看見了過去的經驗，可以幫忙自己找到一條路和方式去銜接。

我們常在講，即便一隻腳已經踏進墳墓，但另一隻腳還在外面，還是要繼續活著，雖然知道即將死亡，但並不是現在，可能還有好幾個月、幾年的時間。因此，有一些人在這段時間選擇整理自己的生命，選擇去修復、和緩他人之間的關係，有些人甚至選擇在最後留下值得被記憶的事物。

以上，便是CALM的架構所涉及的四個面向，當你想要找人談及這些面向的事情時，必須要找到一位能夠理解你的人，而且願意提供有建設性的建議和聆聽，不會只是告訴你：「不要這樣子想。」這種會談並不會幫助你深入自己的內心。

CALM的會談有著階段性，每一次的會談中，需要有一個主軸議題，但四個面向環環相扣，並沒有規定在當次會談中只談論某一個面向，也可以在談其中一個面向時，順帶提到另一個面向。

專業的心理師在與你會談過程中，會敏感地從中覺察一些內容，並且提供支持與引導，支持因應晚期階段所面臨的適應困難。

戰勝NET臨床案例

從想死到踏實活著，擺攤讓他找到力量站起來

傑森是一位五十多歲的頭頸癌晚期病人，從個人資料瞭解到他沒有家人，也沒有朋友，感覺他的世界是孤獨的，連心理也是封閉的狀態。當初住院時沒有健保卡和殘障手冊，和社區的連結也是零。

在他病情還可以說話時，他不願意說話，後來癌症復發，臉部做了大面積的皮瓣手術及氣切後，他再也不能說話了……。

「活著，只是無盡的折磨……」

他沒讀過什麼書，也不會寫字，真的需要溝通只能「咿咿啊啊」發出聲音；每天靠著鼻胃管進食，他不敢照鏡子面對自己的臉；搭捷運時，明明車廂擠滿了人，但他旁邊的位子永遠是空的，不再是他拒絕了世界，而是世界遺棄了他……。

曾有一度，他的病情惡化到住進安寧病房接受緩和照顧，症狀穩定後，他靠著社會福利補助回到社區租屋，開始學習在喧擾的世界裡，靠自己獨自生活。

最孤單的時候，他在房間裡擺上玩偶，這些玩偶是去朋友的工廠拿的，他說朋友欠他錢還不了，就給他一些代工品當成償還。於是，他小小的租屋處，堆滿了娃娃、衣服和鞋子。

回診時，他比手畫腳讓我明白「他想死」，對他而言，活著是無盡的折磨。因為身體很虛弱，也沒有人照顧，不斷有痰從氣切口咳出，口水也不斷流出，又因為掛著鼻胃管以及傷口的緣故，雙手無法用力，衣服需要送洗，他只好把自己微薄的補助金拿去送洗衣服，等到體力好一些時，他會為自己買一個大水桶，用腳踩來洗衣服，也因此練就了很好的腳力。

他還為了要平衡衛生紙的高消耗量，用步行的方式到處尋找便宜的特價衛生紙。生活的壓力，促使他在日常活動中不斷前進，也使身體的整體狀況也越來越好。

透過自我認識，生命韌性成為標誌

最近他來找我，告訴我要開始擺路邊攤賣他從朋友那裡搬回來的衣服，我問他有沒有人要跟他買，他很高興地表示：「有」

「那一天賣幾件？」他比了一個「零」。

我問他：「那一週賣幾件？」他還是比「零」。

我繼續問一個月的銷量，這次他終於伸出食指跟中指表示：「一到兩件。」因為無法講話，只能拿一張白紙，在上面寫一件衣服的價格。

我想這樣賣衣服確實有點難度，加上他的體力，還有天氣太過炎熱，導致他沒有辦法長時間擺攤，後來建議他也許可以嘗試找攤販寄賣，傑森接受了我的提議，我高興地拿出一個紙板幫他寫：「衣服特賣！零售價一件XX元，批發價○件以上XX元。」

他馬上表示不能這樣寫，他讓我寫：「我有衣服要給你賣，好不好？如果好的話，我拿衣服來給你看，因為我的衣服都是好的。」他說我只要幫他把這段話寫出來，他自然有辦法處理。

一路走來，我們發現他有活下去的生活目標，他自己找到力量站起來，生命的韌性在他身上成為標誌，他活得比誰都還踏實。

「活得更好」不是在於金錢，而是在於讓自己的存在有一個重量。一般人看到他去擺攤的第一反應會是：「唉唷！你這個樣子，人家連靠近都不想，還會遠離你，你還要擺攤，會有很多的障礙。」但他義無反顧地做了，即便擺了一個月只賣出兩件，他還是感到很高興。

他透過自我認識的歷程，勇敢地在癌症晚期找到一個新的生活方式與重心，也展現自我價值，如同「Living with Dying」，亦即「生死同行」，我在死亡裡面活著。

其實每一個人都是這樣，佛經裡面有一段話說：「是日已過，命亦隨減，如少水魚……」，亦即我們每一天的生活其實都是像魚缸裡的魚，而生命就像魚缸的水，每天一點一滴在流失，你其實並不知道自己比起昨天，更加逼近死亡。

我們在面臨癌症病情進展的時候，如何在死亡逼近的陰影下活出「生命」，是最重要的課題。在癌症議題裡，最後都回到生命的意義性，但要活出生命的新樣貌，其實都是經過淬鍊的，靈性之所以稱為靈性，是因為它無法言說，似乎就只能從一些日常的對話當中感受到一種存在，那個就叫做活著，並觸動著我們的內心。

CALM的目的，就在於怎麼讓一個癌症進入復發或轉移階段的晚期病人，透過會談與陪伴，讓人覺察到自己還有一些事情可以做，並在最後轉化而產生出一些新的力量，在生死裡繼續前行。

04 落葉歸根的期盼

居家安寧緩和醫療

台灣的安寧照護分成三個部分，第一個是住院，即安寧病房；第二個是安寧共照；離開醫院住院的體系，就是第三種「安寧居家」。

隨著高齡化社會的來臨，末期照護成為大家重要課題。當積極治療對於末期病患已經無效時，安寧照護就成為大家考慮的選項。

安寧病房、安寧共照、安寧居家，區別在哪裡？

由一群受過專業訓練的安寧團隊，提供病患全方位的照護，除了緩解病患生理上的病痛外，也會滿足其身心靈的感受，讓他們在人生的最後一個階段，可以擁有最佳的生活品質，同時走得有尊嚴。

台灣的安寧照護分成三個部分，第一個是住院，即安寧病房；第二個是安寧共照，所謂的「共照」就是共同照護的簡稱，亦即我們跟原團隊的醫師一同會診，共同照護病患。例如，病患一開始在腸胃科接受治療，當病情診斷末期後，就會診了腫瘤科或安寧療護，與原團隊醫師一起會診，並開立口服藥物積極改善病患臨床症狀。這部分還是在醫院的範疇。

大家可能比較不瞭解「安寧共照」，因為病人的癌症診斷不一定都是在腫瘤科，有可能是在病人原有的科別，例如神經內分泌腫瘤分布在全身各器官，如腸胃道、肺部及各個地方，因此有可能是在內分泌科、腸胃科、胸腔科、一般外科、大腸直腸外科，或是腫瘤科等，接受治療，當病情惡化到末期時，才結合安寧照護團隊。

離開醫院住院的體系，就是第三種「安寧居家」。前面章節的「釣魚郎」阿家就是屬於安寧居家（頁一七八），他在醫院治療到某一個階段，就會銜接回到家裡，再由醫院團隊每隔一段時間到他家拜訪，稱之為「緩和團隊」或「安寧團隊」。

居家訪視，就是幫病人及家屬做評估，告訴他們有哪些要注意的狀況，重點都不離所謂的「全人照護」，除了基礎的照護之外，其他都是看病人需求，引進相關資源到家中。

臺北市立聯合醫院黃勝堅總院長曾寫過一本書《生死謎藏：善終，和大家想的不一樣》，他認知是：「醫療有其極限，醫生不是神。」治療與照顧過這麼多病患，現在的醫療、醫生有他的極限，但是我們要怎麼樣走這條路？

不想去醫院，我就走出醫院去照顧你！

黃勝堅總院長在書中提到，病人往生了，家屬還是很感謝他，在給他的感謝函中寫道：「因為爸爸已經往生了，不知道該怎麼感謝，但是很謝謝你陪伴我們走過這一段日子，讓我們家屬能夠有個依靠，有個諮詢的對象，醫師一直在旁邊陪伴著，讓我們不會感到孤立無援。」

《生死謎藏》這本書大多是寫他在台大或台大雲林分院所做社區居家醫療——病人不願意來醫院，那我就走出醫院去照顧你！

如同早期所謂的「巡迴診療」，醫師是懸壺濟世，提著一個藥箱，到病人的家裡看診。我有張照片是彰基的醫師在早期時候，他們騎著腳踏車，拿著醫師包到社區替那些沒辦法去醫院看病的患者診治，早期的醫師很多都是如此，社區居家大概就是從這個概念開始。

二〇一四年，黃勝堅醫師到台北市立聯合醫院擔任總院長，他認為安寧推廣了二十多年，想要有所突破，認為應該要擴展到社區。他以往一直從事安寧療護照顧末期病人，在金山醫院時推廣「社區的居家安寧」，認為病人不來醫院，我就到家裡，跟里長、NGO非營利組織、宮廟等進行合作，因為最瞭解里民的人就是里長，對於里裡面的失能老人開始做一些服務跟照顧，其實那時候他做的，就是緩和醫療的部分，這些老人不見得需要安寧，他們就進入社區去服務，照顧這些老人。

安寧緩和居家照護，提供末期病人和家屬在宅照護的醫療方式，包含身體照護、心理社會諮詢與照護、心靈性的宗教需求、心願完成、善終準備和哀傷撫慰等。

遲遲不願接受治療，甚至逃院的中年大哥

我有一個四十幾歲的男性病人，屬於高度分化（G3）的肝臟神經內分泌癌併肺及骨轉移，以前經營八大行業，有兩個女兒，一開始他是自己來門診，後來是女朋友陪著一起來。他屬於肝臟神經內分泌癌，而且是高度分化（G3）的階段，畢竟他是中壯年病患，於是我建議他進行化學治療。

拒絕接受治療，只想要出院

記得他第一次來就診時，我看到他的腳說：「你這是蜂窩性組織炎，要住院的！」住院才三天，就說他想要出院了，因為他想帶女朋友去澳門玩。

「我已經訂好機票，澳門這麼近，幾天就回來了！」不管自己的身體，就是想要去澳門。

從澳門回來後，回到醫院拿藥時看見他，我問：「要不要居家照顧？」

「哎呀！醫生，我很好！不用、不用。」不只拒絕化療，連居家照顧也不願意接受，覺得好好地度過餘下的日子就好，看得很開。

等到第二次住院時，他已經不清醒了，因為肝腦病變，導致阿摩尼亞指數很高，這時候他的女朋友就把兩個女兒都叫來醫院。

「他怎麼會變成這樣？」女兒問。

「他打了兩天的通宵麻將……。」

這位大哥的肝功能指數很高、阿摩尼亞指數也高，他的女兒急著問要不要處理？可不可以救？我們通常都是先從症狀處理，病患腹腔內可能有腹水，積太久會造成腹內感染，於是進行灌腸，讓大便排出來，使阿摩尼亞隨之排出。由於他的意識已經不清楚，無法自行排便，只能插了尿管，這些都屬於症狀的醫療處置。

安寧的核心價值——讓病患舒適走完最後一哩路

如果是安寧的部分，有些人可能會拒絕再灌腸了，不想要再救了。

「醫生，我不想要再灌腸了，就算意識清楚又怎麼樣，還是治不好啊！」

之前有一位病人說就算意識清醒了，源頭仍舊無法根治，他覺得很痛苦，還要一直吃藥，又反覆積腹水，行動不方便，加上身體虛弱，如果不吃藥的話，肝臟的代謝不好，排便也受到影響，這種生活非常痛苦，如果自己還能夠自理大小便，生活可能還有點品質。但是吃藥的話，會有腹瀉的狀況，可能一天會拉兩到三次，有人覺得還好，有人會覺得這種日子很難過，會希望醫師不要再灌腸救治了。

這位病人就是如此，我們一開始是先幫他做症狀處理，果然第一天醒了，第二天就想出院了，但我拒絕道：「不行，至少要等到阿摩尼亞指數再降到更低點。」

第三天他還想拿掉尿管，我還是說：「不行，會有感染的風險。」剛開始還算聽女兒的話，到後來意識越來越清醒的時候，他就自己偷跑回家了，還留下便條跟我說對不起。

等到病情的最後階段，他接受了安寧照護，申請了病摘後轉到台中的醫院，繼續後續安寧療護，我與他的緣分至此就結束了。

類似這樣的案例，也許每個人有自己想走的路，有時候病人已經有根深蒂固的觀念，醫生要介入可能就不太容易。若是加上疾病發現得太晚，有很多的治療都已經不適合了，所以針對這名病人就會比較著重在居家照護的安排，期許讓他在舒適溫暖的環境中，走完人生的最後一哩路。

最後一哩路——邁向在家善終的期盼

安寧的最終目的，就是希望落實「在宅照護」、「在宅善終」。「在宅善終」跟「落葉歸根」是華人文化的傳統，這個典故是從漢朝而來，但到了二十世紀還能如此嗎？

根據相關論文的研究指出，全台灣差不多有六成的民眾希望可以在家善終，因為家裡是最溫暖、舒適的地方，病人最熟悉且有歸屬感，但是根據統計數字，真正在家往生只有四成而已，中間的落差到底是什麼？研究顯示，年紀越長者多有「落葉歸根，壽終正寢」的觀念，越年輕的人比例則偏低，因為經濟、社會、文化的變遷，影響生活型態和態度，並且衝擊著傳統文化。

探討了年紀、照顧者、宗教信仰、經濟等，最主要的影響因素是主要照顧者，因為主要照顧者對於平常的照顧都可以勝任，但是到臨終照顧時，大家都沒有這種經驗和死亡識能，對臨終症狀變化感到擔心和害怕。

即使醫生和護理師已經反覆教導，如何處理瀕死症狀並給予心理支持，但主要照顧者還是會覺得那種壓力或是照顧的方式，是他們沒有辦法處理和面對的難關，所以主要照顧者是導致在醫院善終的比例相對較高的主要因素。

因此，若要達到高價值照護「在宅善終」目標，提高「死亡識能」是有其必要性，期許透過本書幫助大眾釐清神經內分泌腫瘤，包括積極治療、緩和醫療及心理照護，從身到心的落實「五全」——全人、全程、全隊、全家、全社區的完整照顧，朝向真正的生死兩相安，便是我們三人寫作本書的初衷。

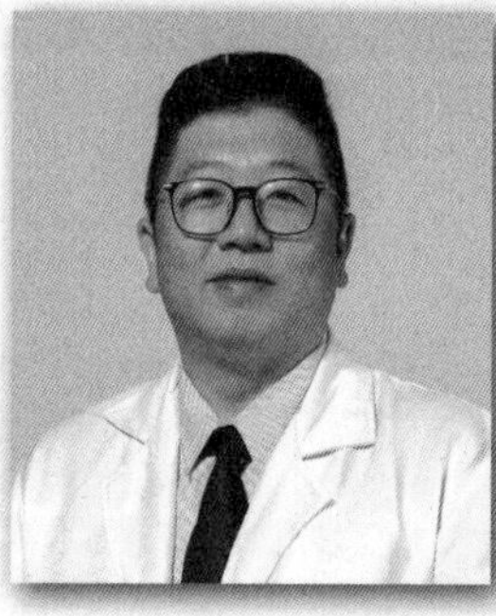

作者
陳佳宏
醫師

學歷

國防醫學院醫學系畢業

經歷

台北醫學大學臨床醫學研究所博士班進修中
內科專科醫師
血液病科專科醫師
腫瘤內科專科醫師
安寧緩和醫學專科醫師
血液及骨髓移植專科醫師
航空醫學專科醫師

現職

國防醫學院副教授
三軍總醫院血液腫瘤科主治醫師
三軍總醫院安寧病房主任
台灣癌症安寧緩和醫學會副秘書長
台灣心理腫瘤醫學學會師資及心理腫瘤專家

醫療專長

頭頸癌症的化學與標靶治療及免疫藥物治療
各式癌症治療與預防
血液疾病分子診斷
安寧緩和醫療
血液及骨髓移植

理念

傳遞預防、面對癌症的正確觀念

著作

《戰勝頭頸癌：專業醫師的全方位預防、治療與養護解方》
全台灣首本全方位頭頸癌醫療論述，預防、醫療、安寧，為癌「首」護的抗癌聖經。

榮耀

二〇一二年於三總澎湖分院血液腫瘤科服務期間深入社區，同時規劃完善的安寧治療，獲頒澎湖榮譽縣民。
陸續受邀東森新聞台、健康醫療網、奇摩新聞、蘋果、自由、中時、中華日報等平面網路媒體等採訪曝光。

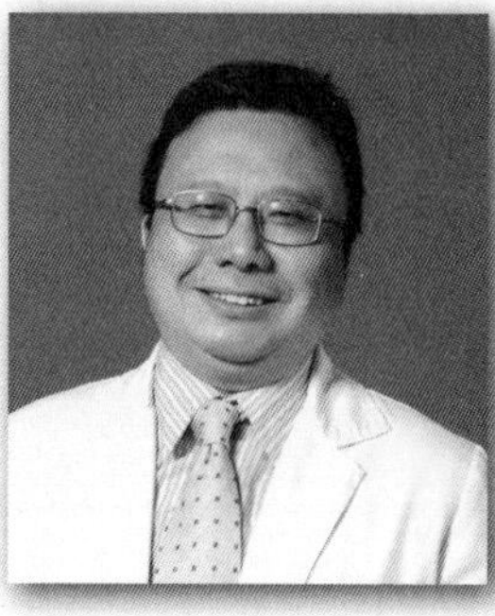

作者
呂敏吉
醫師

學歷
中國醫藥大學中西醫雙學士
國立陽明大學醫務管理研究所碩士

經歷
內科專科醫師
腫瘤內科專科醫師
安寧緩和專科醫師

現職
北市聯醫仁愛院區安寧療護科主任
臺北市政府醫務室門診院聘主任
北市聯醫仁愛院區一般內科主治醫師
台灣心理腫瘤醫學學會師資

榮耀
青年杏林獎

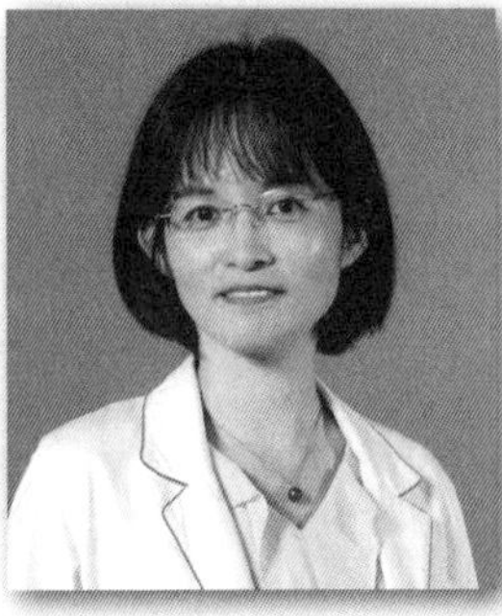

作者
蔡惠芳
社會工作師／諮商心理師

經歷
社會工作師
醫務專科社會工作師
諮商心理師

現職
三軍總醫院社會服務室社會工作師
台灣心理腫瘤醫學學會理事
台灣心理腫瘤醫學學會師資及心理腫瘤專家

相關審訂著作
《媽媽 我好想妳：給病人與家人的關懷手記（中英對照）》
《傾聽情緒：罹癌長輩與家屬的心理照顧》
《當父母老後……，兒女面臨高齡長輩老、衰、病、死的情緒困頓與出口》

國家圖書館出版品預行編目（CIP）資料

戰勝神經內分泌腫瘤：全方位的積極治療，緩和醫療及心理照護 / 陳佳宏，呂敏吉，蔡惠芳作. -- 第一版. -- 臺北市：博思智庫，民 109.09
面；公分
ISBN 978-986-99018-4-0(平裝)
1. 腫瘤病理學 2. 神經系統 3. 內分泌系統

415.138 109011364

預防醫學 29

戰勝神經內分泌腫瘤

全方位的積極治療、緩和醫療及心理照護

作　　者｜陳佳宏、呂敏吉、蔡惠芳
主　　編｜吳翔逸
執行編輯｜陳映羽
專案編輯｜千　樊
資料協力｜陳瑞玲
封面攝影｜鄭旭清
美術主任｜蔡雅芬

發 行 人｜黃輝煌
社　　長｜蕭艷秋
財務顧問｜蕭聰傑
出 版 者｜博思智庫股份有限公司
地　　址｜104 台北市中山區松江路 206 號 14 樓之 4
電　　話｜(02) 25623277
傳　　真｜(02) 25632892

總 代 理｜聯合發行股份有限公司
電　　話｜(02)29178022
傳　　真｜(02)29156275

印　　製｜永光彩色印刷股份有限公司
定　　價｜350 元
第一版第一刷　西元 2020 年 09 月

ISBN 978-986-99018-4-0

博思智庫股份有限公司
博思智庫粉絲團　Facebook.com/broadthinktank

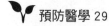